漢方を交えた医療論

和漢診療学からの提言

寺澤捷年

千葉中央メディカルセンター
和漢診療科・顧問／富山大学名誉教授

医学書院

はじめに

わたしは後期高齢者と呼ばれる歳になりますが、わたしにも研修医の時代がありました。50年以上前のことです。今と違って卒業するとすぐに大学のどこかの医局に入局したのです。考えるとずいぶんと乱暴な話で、この医局選びはクラブの先輩の誘いや臨床実習で各科を回っている時に飲み会でご馳走になったということで決まることもありました。父親が開業医の場合にはその跡継ぎになる診療科を選ぶ人もいました。それとは別に、たとえば内科領域では第二内科には学力が優れた人が集まっており、循環器と内分泌に特化していましたが、第一内科はのんびりとした雰囲気で肝臓、腎臓、消化管、神経、感染症などデパートのようでした。そこでわたしは第一内科を選びました。

ただし、卒業したその年は「このような医局制度は変えなくてはならない」という医学生の運動が全国で起こったため、これに賛同して大学に入局しないで、千葉市内の地域基幹病院（川崎製鉄千葉病院）で内科の研修をさせてもらいました。この運動の結果として現在の研修医制度ができあがったわけです。

しかし、運動の現実はきびしく、大学の医局から派遣される「正規の医師」ではないので、月給は微々たるものでした。それでも研修内容は充実しており、一人の研修医に一人の指導医体制で、わたしは佐藤重明先生から内科の基本をみっちりと指導していただきました。

今でも覚えていることは「腰椎穿刺をするような場合、毎回、臨床検査学の検査手技の項目を事前に必ず読むこと」で、慣れてしまうことの危険性を教えてもらったのです。さらに、「クスリは極力数を少なく処方しなさい」、「抗菌薬は細菌培養を行い、感受性の有無を確認してからなるべく狭いスペクトルのものを選択しなさい」という教えも受けました。

●

入局の翌年（卒後三年目）の四月からは入局者全員が医局の関連病院に出向することになっていましたが、わたしは東京学芸大学山岳部（登高会）のヒマラヤ遠征隊の医師として参加することを二年前に約束していたので、教授にお願いして関連病院へは九月から出向することにしました。

ヒマラヤ遠征は七月・八月でしたので、四月から六月はフリーでした。そこで、かねてから興味のあった「心療内科」の現場を見学したいと思い、九州大学心療内科の池見酉次郎教授の医局に内地留学しました。心と身体を関連づけて解決法を見出すという期待したとおりの素晴らしい臨床でした。池見酉次郎先生のお人柄、人間力にも触れることができました。

一方、漢方は千葉大学に入学と同時に「千葉大学東洋医学研究会」というサークルに入会し、藤平健、小倉重成両先生の教えを受け、夏休みなどには小倉先生宅に寝泊まりして臨床実習に励みました。このような努力の結果、医学部卒業時には漢方で診察し、治療ができるレベルに達していました。一九七六年に漢方エキス製剤が保険薬価に大幅に採用されたので、アルバイト先の病院で活用し、ますます漢方の腕を磨くことができたのです。

五年間の内科研修を終えたところで、本格的な神経内科医になる修行を始めましたが、始めてみて気づいたことは、脳の解剖学が重要であることでした。そこで大学院（中枢神経解剖学）に入学し、同時に第一回の神経内科専門医試験に合格しました。大学院を一九七九年三月に修了し、医学博士の学位をいただきました。博士論文は、たとえば野球の打者が高速度のボールを見るために左右の眼球を同期させて動かす神経回路を明らかにしたものです。そして四月に新設の神経内科学講座の医局に入ったのですが、その七月のこと、突然に「東西医学の融合統一」を建学の理念とする富山医科薬科大学附属病院（現・富山大学附属病院）の和漢診療部に招かれて十月に赴任しました。博士号を持ち、漢方の臨床能力を兼ね備えている人材は当時皆無であったのです。

●

以来、四十余年、東西両医学を活用する臨床医として働いてきましたが、そこから見えてきた「漢方と科学」との関係や「理想とする医療の姿」があります。わたしの描く医療の姿、東西の壁を取り除き、漢方の知恵を活用する医療論ですが、これを若い皆さんの柔らかな頭脳に訴え、評価していただきたいと考え本書の執筆を思い立ったのです。

「医学概論」については澤瀉久敬先生[1]や川喜田愛郎先生[2]の名著がありますが、臨床医が東西両医学を俯瞰した「医療論」を記した著作はこれまでにありません。本書によって若い皆さんが、より良い医療人となっていただきたい。さらには日本の医療が国家としてのアイデンティティーを主張できる医療システムに向かって歩んでほしいと願い、本書を出版します。

参考文献

〔1〕澤瀉久敬：医学概論　第三部・医学について．東京創元社．一九五九
〔2〕川喜田愛郎：医学概論．筑摩書房．二〇一二

目次

第8章 漢方と社会 現状と将来展望 171

第9章 日本型医療システムの提案 181

コラム

装丁　マツダオフィス

第1章 医療の本質

第1節

医療を論じる前に

さて、「医療とは何か」を考える前に、若い皆さんに言っておきたいことがあります。それは「患者を診る」という「上から目線」では良好な医師―患者関係は作り出せないということです。「診させていただく」とまでへりくだる必要はありませんが、目線を同じくすることが必要です。皆さんが気づいていない恐ろしいことを言えば、「患者を診ているアナタが患者から見られている（評価されている）」という事実です。

日本の医療制度は他国とは少し異なった、すぐれた制度です。国民全員が医療保険に加入しており、受診する医療機関を自由に選べます。逆の見方をすれば「嫌な医者、臨床能力の劣る医者の所には二度と行かないでよい」という権利を国民に与えているのです。日本国憲法の主権在民と同じ構造です。

医療は大げさな言い方をすれば「魂と魂のやり取り」です。診療に当たる医師の学識、臨床能力、そして人間としての力が求められています。医学生は卒業して医師国家試験に合格すると、病院の中でも「先生」と呼ばれる立場ですが、「先生」と呼ばれるにふさわしい人格、学識、見識、そして人間力を養うことを怠ってはなりません。特に医療は医師一人でまっとうできません。看護師、薬剤師など様々な医療職や事務職の方々との連携が必要です。したがって、チームリーダーとしてのコミュニケーション能力も必要です。このような見識や能力は一朝一夕に養えるものではありませんから、高い山に登るように毎日毎日、一歩一歩の努力が大切です。そう言うわたしも老齢に鞭を打って、自分を高める途上にある臨床医の一人です。

第2節

医療とは何か？　医学＝医療ではない

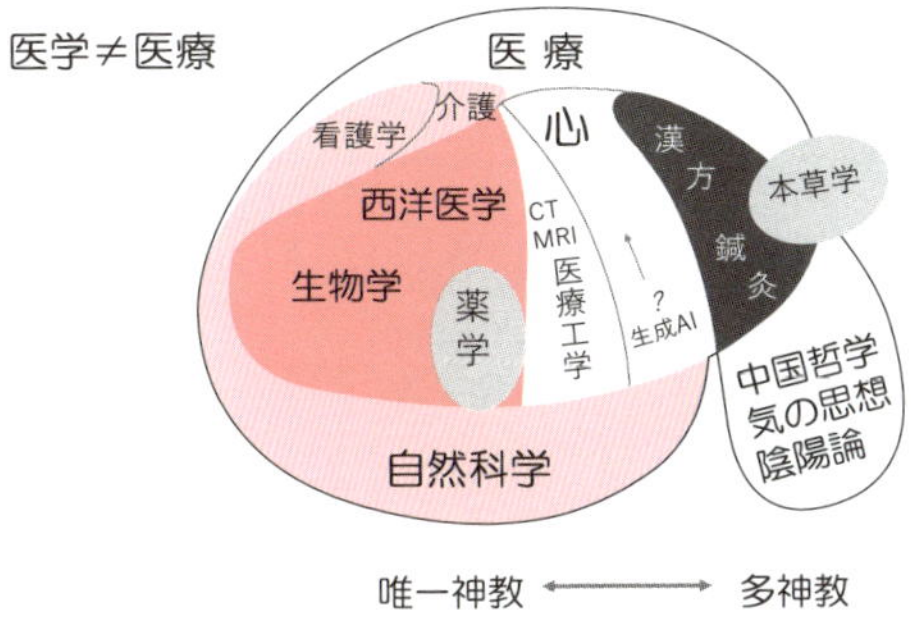

図 1-1　医療をとりまく，学問，思想の概念

そもそも「医療の目的」とは何でしょうか。心身両面の不調や不具合を主訴に来院した患者さんの現状を把握し、より早く、より安全に、より根本的に、そして可能であればより経済的に安価に健康を取り戻すことです。ただし、場合によっては上手に不具合と共存する手立てを見出して人間らしい生活を送ることができることで妥協することもあります。**図1-1**に示すように、医学＝医療と考えるのは大きな誤りです。医療は医師単独では実践できませんが、医師の行為に限って言えば、「医学知識などを総動員し、医師という一人の人間が自らの力を発揮して、目の前の患者の抱える心身両面の問題を解決する行為」と定義できます。あくまで一人の人間が行う「行為」であるわけです。

実は**図1-1**には漢方も取り入れた「医療の図」を描きましたが、このような東西の思考の枠組みの共存が描けるのは、広い国際社会の中でも日本だけです。還元論に基づく「科学的医学」とは異なる「漢方」を医療の中で、同時に活用できる国は日本の他にはないからです（**図1-1**）。

「経験知」を過小評価すべきではない

漢方は非科学的な医学としてこれまで排除されてきましたが、確かに漢方は科学的ではありません。漢方は、科学的医学とは別の思考の枠組みを基盤とする経験知の体系（empiricism）といえます。それはユネスコの世界文化遺産に指定された「日本料理」が、必ずしも科学的でないことと同義です。日本料理を要素還元的にいくら分析しても、その全体像は科学の言葉で記すことはできません。こう記すと、「料理と医学は違うだろう」との指摘が出そうですが、食と医を別なものとして区分する、その偏狭ともいえる思考が還元論の最大の欠点なのです。「医食同源」であって、共に人間の健康を維持し、病的状態からの正常化を図る点では区分ができないのです。つまり、漢方は複雑系の問題を解決するにあたり、科学とは別の医学体系であり、生物学を基盤とする実証主義（positivism）とは物の見方、考え方が全く異なる思考の枠組みなのです。違うからこそ存在価値があるわけです。国民の大多数は漢方の存在価値を体験的に知っています。漢方は、いわば日本の文化なのです。これを理解しようとしない（排斥しようとする）のは科学絶対主義の学者の驕りではないでしょうか。

西洋医学の補完ではなく、独立した枠組みとして考える

臨床の現場でいえることですが、物事（疾病状態）は一方向から見ているだけではダメです。たとえていうと、ヨーロッパ・アルプスのアイガー北壁は小説にもなりましたが[3]、ナイフで切り落としたような絶壁で、このルートで登頂するのは極めて難しい。ところがこの山の南側を見ると、そこはなだらかな稜線で、普通の登山技術を持つ人なら容易に登頂できます。つまり物事、特に医療行為は多元的な視野が求められるのです。この点の深い考察は村上陽一郎氏の『文明のなかの科学』[4]に記されていますが、氏は東西医学について次のように記しています。「これはAとBという二つの体系の黒白を決めるのに、一方的にAの価値基準をBにまで応用してしまう、という場面に非常によく似ている。Aは普遍的であるから、そのなかにビルト・インされた価値基準やそれを確かめる方法を、自分とは異なる対象にも提供して構わない、という自負の現れであろうが、方法論としては論点先取的であることを免れない」と。

症例

一六年間、毎朝起こる悪心嘔吐

この多元主義の一つの具体例として、視点（思考の枠組み）を変えてみることの重要さを実感した症例を記してみましょう。症例は三六歳の男性で、主訴は一六年間、毎朝起床後に起こる悪心（時に嘔吐）です。消化器内科の専門医は内視鏡検査などを繰り返し施行し、制吐薬などを投与してい

ましたが無効でした。そこでわたしに紹介されてきたのです。漢方的な診察を行い、漢方薬・真武湯《しんぶとう》を投与したところ三日で悪心嘔吐はなくなりました。念のため三か月間服用を続けてもらいましたが、再発していません。この患者さんは漢方では「水滞」の病症で、延髄の嘔吐中枢の星状膠細胞の浮腫が夜間に起こっていたと推測しています。病態を異なったパラダイムで診ることの重要性を示す一例だと思います。〔5〕

西洋医学と漢方では思考の枠組みが全く異なります。そこで「漢方と西洋医学を並列的に別個のものと考えて活用する」という考え方が普及しています。それはそれで正しいのですが、「西洋医学で治療がうまくゆかないときに漢方のことも考えましょう」というのでは、漢方を単に補遺や補完の医療としているので、わたしは満足しません。わたしは東西の垣根を取り払って、診断と治療そのものを考え直すという世界に類のない日本独自の「漢方を交えた医療論」を提案したいと考え、本書の執筆を思い立ちました。

参考文献

〔3〕新田次郎：アイガー北壁・気象遭難（新潮文庫）．新潮社．東京．一九七八

〔4〕村上陽一郎：文明のなかの科学．青土社．東京．一九九四．二二六

〔5〕寺澤捷年ほか：真武湯が奏効した一六年間遷延した反復性悪心嘔吐症の一例．日本東洋医学雑誌．七四巻一号．二

〇二三・六〇―六六

第3節

医療を実践する医師の人間力

先にも述べたように医療とは、医師について言えば、一人の医師が患者に向き合って問題の解決を図る行為です。したがって医師の人間力が非常に重要です。生成ＡＩの登場によって、医療現場でもＡＩに任せた方がよい領域が広がってゆくと思われますが、この「人間力」はＡＩでは代替できないものです。

人間力とは真理に向き合っての謙虚さ、礼節、知性、決断力、コミュニケーション能力、ユーモア、人間的魅力です。その人間力を高めるいくつかのことを次に述べます。

縁の大切さを知ろう

縁《えん》という言葉は欧米文化圏にはありません。仏教や神道の世界での言葉だからです。出雲大社は「縁結び」の神様として有名ですが、実は医療の現場では「因縁」はとても重要です。このような突拍子もないことを書いた医学書は前例がありませんが、その実例を見てみましょう。

先ほど、一六年間続いた悪心嘔吐の患者さんの例（五頁）を記しましたが、わたしの外来を訪れたこと、これは「縁」というものです。

諸橋轍次著『大漢和辞典』[6]を見ると、縁の本来の意味は「ふち」とか「ふちどり」であって、「えにし（物事の触れ合い・繫がり）」の意味を持つようになったのは仏教の伝来以後のことのようです。『広辞苑』[7]には（仏教語）「原因を助けて結果を生じさせる作用。直接的原因（因）に対して間接的条件」と記されています。ここでいう「因」と「縁」の関係ですが、因とは、ある結果がもたらされた場合、明確にそれを生じさせた要素（原因）のことです。一方、縁はその明確な因という芯を花びらのように縁取りする不確定要素で、因が因としての働きをするのを助けるものなのです。こうすると、「縁」という文字の持つ「ふち」とか「ふちどり」という原義が「えにし」の意味で用いられるようになったことが分かります。縁は東洋独特の考え方で、原因と結果の連鎖だけを考える西洋文化にはない考え方です。

ところで、医療論の冒頭でなぜ「縁」を記すかというと、皆さんが今受け持っている入院患者さんとの出会いは「縁」の結果です。この縁は求めて得られるものではありません。つまり、この「縁」は「有難いこと」であることに気づいてほしいのです。言葉に出して目の前の患者さんに有難うと言えというのではありません。心の中で「有難い」と感謝の念を持つことです。そうすると患者さんと接する医師の態度はひとりでに違ってきます。

日々の貴重な出会い「えにし」（時に、偶然とも呼べる繫がり）を有難いと思う心を持てるか持てないか、秀でた臨床医（あるいは基礎研究者）になるか否かの分かれ道です。

わたしは俳句を趣味としていますが、縁に関連した一句をご披露します。

寒椿　一期一会の　脈とりぬ

一期一会は「一生のうちに縁によって出会った一回のチャンス」です。

●参考文献

〔6〕諸橋轍次：大漢和辞典．大修館書店，東京，一九九〇

〔7〕新村　出（編）：広辞苑（第七版）．岩波書店，東京，二〇一八，三四四．

共感（empathy）について

臨床医が備えなくてはならない人間力の重要な要素に、「共感」できる心を持つことが挙げられます。和英辞典で「共感」を検索すると、Sympathy と Empathy が出てきますが、Sympathy は医師が上から目線で共感することで、他方 Empathy は同じ目線で互いの人格を認め合っての「共感」です。

良好な医師─患者関係を作り上げる第一歩は、患者の訴えに対する Empathy です。現在の医療界の最大の問題は、客観的な異常所見が見つからないと、患者の訴えを「共感」せずに、まじめに取り上げな

い（取り上げられない）ことです。西洋医学は「心」を棚上げにした生物学が基本ですから、よほど努力しないとEmpathyは実行できません。「それは辛《つら》いですね」と共感できる人間力を持つというのはこのことです。脳科学の専門家[8]は共感を「情動的共感」と「認知的共感」に区別していますが、自分と他者（患者）は一体化せずに共感する「認知的共感」が医師の立場にふさわしいと考えます。

このEmpathyの心を養うには医学書をいくら読んでもダメで、文学や芸術に親しんだり、旅をしたり、極端な場合には自分が「患者」になってみるなど、すべての人生経験を広めることが必要です。

漢方の素晴らしさの一つは、このEmpathyを持たないと診断も治療もできない医療システムである点です。この詳細は第五章に記しますが、わたしが最近経験した一例を次に記します。

症例

検査で異常がない心窩部痛

五三歳、女性。突然に起こる心窩部痛です。発熱や悪心嘔吐、下痢などは認めません。この急激な心窩部痛は補液と抗コリン剤の投与ですぐに改善するのですが、一週間後にまた救急外来にくるという患者です。血液検査、上部消化管内視鏡、腹部エコーなどで、胆石や膵炎、胃潰瘍などはありません。こうなると還元論的（科学的）医学ではどうしてよいか分からなくなります。その結果「検査で何の異常もありません。心配ありません」ということになります。もっとひどい医師はしつこく症状を訴える患者に「わたしが何でもないと言っているのだから、なんでもない！」などと乱暴なことを言うかもしれません。結局、この患者さんは漢方薬の柴胡桂枝湯《さいこけいしとう》ですっかり改善し、救急外来を受診するようなことはなくなりました。どうして、このような良い結果が得られたのでしょうか。

真剣に、この「突然の上腹部痛」に共感すると、「画像診断などでは捉えられない機能性の異常があるかもしれない」と考えを深めることができます。漢方、漢方とその優位性を主張するのではありませんが、この思考の枠組みには、このような突然に起こる心窩部痛を「心腹卒中痛」と認識し、柴胡桂枝湯で対処できるという経験知を持っています。

この心窩部痛の発生機序はおそらく腹腔動脈（胃動脈）の痙攣による可逆性の数秒間から一〜二分間の血流障害に伴う胃壁筋の攣縮《れんしゅく》ではないかとわたしは想定しています。その理由は、この柴胡桂枝湯は骨格筋や平滑筋の攣縮を改善する薬剤だからです。抗コリン剤で症状が軽快することと矛盾しません。

わたしが研修医であった一九七〇年ころの『ハリソン内科学』には abdominal angina とか、abdominal migraine という用語が記されていましたが、近年では虚血性腸疾患と一括されて虚血によって消化管壊死をきたす病態だけが記されており、大いに不満です。これではあたかも心筋梗塞が重要で、狭心症は問題にならないというのと同じような、消化管血流障害の記述だからです。

わたしが想像するに、発作的にいつ起こるか分からない腹腔動脈（胃動脈）の細い枝の攣縮を客観的に捉えるのは容易なことではありません。したがってエビデンスがない。それゆえに教科書の記述が削除されたのではないでしょうか。これは臨床的には大きな問題です。このような機能性の病態を漢方の経験知を参考に科学的に詰めてゆくのが「新たな医療」には必要だと考えています。

Empathy から話が飛んでしまいましたが、先輩医師の背中から学び、実践を重ね、人間の幅を広げることで、皆さんにはぜひとも「共感」する人間力を高めていただきたいと願っています。

患者さんと共に喜ぶ

これに関連して、わたしが心がけている「患者さんと共に喜ぶこと」について記しておきましょう。日常臨床では、血液や画像診断など様々な検査を行いますが、その検査結果に異常所見がなかった場合「良かったですね、心配する結果ではありませんでした」と患者さんと共に喜ぶことです。

電子カルテの得意な技は時系列で血液の検査結果が見られることですが、昨年と比べてデータが良くなっていることも一目瞭然です。これも共に喜ぶ材料になります。

また、患者さんがウォーキングを始めるなど、自助努力を開始した場合には「素晴らしいです」と高く評価することにしています。悪い生活習慣を止めずに不調を訴え、「さー、治せ」というのは「わがまま」というものでしょう。

共感の幅を広げる自己体験

「共感」の幅を広げるには自分が患者になることも一つの方法だと先に記しましたが、わたし自身が二度の新型コロナウイルス感染症に罹患した経験から学んだことを記します。

自慢になりませんが、わたしは三回のワクチン接種をしていたにもかかわらず、二〇二二年の八月に罹患し、さらに二〇二三年の九月に二度目の感染をしてしまいました。しかし、患者になってみると、どうにもやり場のない倦怠感、ブレインフォグ（brain fog）などを体験できました。この倦怠感は目の前のゴミを、ゴミ箱に捨てなければと思うのですが、体が全く動かせない。抑うつ的な気分も伴いました。また二回目の感染では頭の中に霧がかかったようになり、このまま認知症になってしまうのではないかと思ったほどです。ちなみに初回感染の時のひどい倦怠感は帰脾湯《きひとう》という漢方エキス製剤を用いて五日間ほどで良くなり、ブレインフォグは真武湯《しんぶとう》で改善しました。患者さんの訴える内容を、身をもって体験できました。そして嬉しいことに共感力がまたアップしたのです。

子育てから学んだこと

共感に関連して、わたしが子供を育てて初めて分かったことがあります。わたしが研修医の時代のことです。一般の内科研修医でしたが、当直していると夜八時をすぎる頃に発熱や下痢、嘔吐などの幼児を連れた母親が時間外受診をする場面に多く出会いました。わたしは心なくも「午後三時ごろから具合が悪くなったのに、何でもっと早く病院に来なかったのですか」とその母親に言ったものです。ところが自分が子育てをしてみて分かったことは、子供の体調の変化に、解熱薬の坐薬を試みたり、あれこれと精一杯の努力をするのですが、午後八時頃になると、「このまま一晩、この状態でおいて良いのか」非常に不安になるのです。こうして病院を受診する。この事実を体験してからは、母親を責めることはしなくなりました。

●参考文献

〔8〕虫明 元（著）、市川眞澄（編）：前頭葉のしくみ．共立出版．東京．二〇一九．一八四－一八六

気を意識しよう

医師の人間力の一つに「気を見る力」があります。突然に「気」などというと、非科学的と早合点する人も多いでしょうが、何も難しいことではありません。まず自分自身のことを考えて下さい。「今日はダルくて出勤するのがつらいな」と思う日もあり、また元気一杯で爽快な日もあります。家族や同僚でも「なんだか元気がないな、風邪でも引いたのかな」、「悩みごとでもあるのかな」と元気のなさを心配することもあります。日常生活の場では歩き方や座席からの立ち上がり、音声が明瞭か否か、目の力、

応答の機敏さや力強さなどが元気か否かの観察項目になります。

そもそも「元気」という日常語は中国哲学に由来するコトバで「人間の生命力の根源（気）」のことです。「元気が良い」は vital energy が順調に保たれていることを意味します。一方、気力の低下を漢方の思考の枠組みでは「気虚」と呼んでいます。

大切なことはコトバの定義ではなく、毎日拝見している患者さんの「気」を意識的に観察することです。気が充実している場合には治療がうまくいっている指標になりますし、逆の場合には病状が悪化する前兆であることが多いので早めの対策が必要です。

動作の機敏性などは、外来診療の場合には患者さんが診察室に入ってくる速度や動作、姿勢などで分かります。目力も大切です。力のない目線、うつろな目線、言語が不明瞭の場合は要注意です。このような場合には念のために甲状腺機能をチェックするようにしています。また、自覚症状を呈さない悪性腫瘍や心臓疾患なども疑って検査を進める必要があります。稀ですが、このような場合に発熱や咳嗽を呈さない肺炎がひそかに進行していることもありますから、見落とさないように心がけましょう。

初診時にこの「気」を観察しておくと、再診時に治療がうまくいったか否かが分かります。素直ではない患者さんは「少しも良くならない」などと言うことがありますが、この「気」が上向きである場合には治療はうまくいっていますから、「そーですか。もう少し自分自身の良いところを探してみましょうよ」などと受け流せるのです。

還元論至上主義の医師は「気を意識しよう」というわたしの提案に違和感を持つに違いありません。

なぜなら、気は客観的にその量を絶対値で測ることができませんから、科学的研究の対象にはなりえないのです。還元論はその出発点から「目に見えないもの全般」を棚上げにして発達してきた学問体系（生物学）であることを忘れてはいけません。しかし良き医療人をめざすならば、「気」を見る努力が必要です。そして医師自身も自らの気を十分に保つように、生活習慣には気をつけましょう。様々な趣味を通して自分自身の気を養うことも大切です。こちらに気力がないと良質の医療は実行できません。

コラム

気虚の診断基準　ICD−11

気虚については拙著『症例から学ぶ和漢診療学』（医学書院）に詳しく記しました。[9] **表1-1**として掲げます。二〇二五年から採用される国際疾病分類（ICD−11）は現在日本語に翻訳中ですが、原文（第二六章）には**表1-2**のように記されています。

参考文献

〔9〕寺澤捷年：症例から学ぶ和漢診療学（改訂三版）．医学書院．東京．二〇一二：一七

表 1-1　気虚の診断基準（『症例から学ぶ和漢診療学』の引用）

気虚スコア			
身体がだるい	10	眼光・音声に力がない	6
気力がない	10	舌が淡白紅・腫大	8
疲れやすい	10	脈が弱い	8
日中の睡気	6	腹力が軟弱	8
食欲不振	4	内臓のアトニー症状[1)]	10
風邪をひきやすい	8	小腹不仁[2)]	6
物事に驚きやすい	4	下痢傾向	4

判定基準　総計30点以上を気虚とする。いずれも顕著に認められるものに該当するスコアを全点与え、程度の軽いものには各々の1/2を与える。

注1）内臓のアトニー症状とは、胃下垂、腎下垂、子宮脱、脱肛などをいう。

注2）小腹不仁とは、臍下部の腹壁トーヌスの低下（58頁）をいう。

表 1-2　国際疾病分類（ICD-11）に記された「気虚」の定義

SE90　Qi deficiency pattern（TM1）　気虚

A pattern characterized by decreased vitality, fatigue, weakness, appetite loss, short breath, no desire to speak, spontaneous sweating, or feeble pulse. It may be explained by decreased or insufficient quantity of qi.

Qiは気の中国語読みです。

コラム

治ろうとしない患者。疾病利得の話

気虚とは直接的な関連はありませんが、「はじめに」の項にわたしは九州大学の池見酉次郎先生（心身医学、心療内科の大家）の教えを受けたことを記しました。その留学の時に、池見先生は「治ろうとしない患者」には「疾病利得」といって、患者が病気であり続けることが家族の絆を形成し、本人も居心地が良いので、「治すことはできません」と教えて下さいました。これを知っておくと、何かの折に役立つと思います。

ペイハラから身を守ろう

ペイハラはPatient harassmentの略称です。患者側から医療従事者へのハラスメントは日常しばしば経験します。つまり「縁」によって出会った人々も病気によって、あるいは不安によって攻撃的になることもあるのです。

地方独立行政法人の「長崎みなとメディカルセンター」のサイトを拝見すると、**図1-2**のような院内の公示を行っています。

「当院では、患者・家族に対して真摯に対応し、信頼や期待に応えて、より良い医療サービスの迷惑行為により診療をお断りする場合があります。

当院では、次のような迷惑行為があった場合、診療をお断りする場合があります。患者さん及び職員の安全を守り、診療を円滑に行うため、ご理解・ご協力のほど、よろしくお願いいたします。

1. 他の患者さんや職員にセクシャルハラスメントや暴力行為があった場合、もしくはその恐れが強い場合
2. 大声、暴言または脅迫的な言動により、ほかの患者さんに迷惑を及ぼし、あるいは職員の業務を妨げた場合
3. 解決しがたい要求を繰り返し行い、病院業務を妨げた場合
4. 建物設備などを故意に破損した場合
5. 危険な物品を院内に持ち込んだ場合

◆ 被害を受ける恐れがある場合や実際に被害にあったと判断した場合は、警察に通報します。

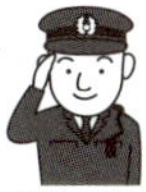

H29.8作成

図 1-2 長崎みなとメディカルセンターのペイハラ対応宣言
（独立行政法人・長崎みなとメディカルセンター HP より引用）

提供に心掛けています。しかし、ごく一部の診療を受ける患者・家族、その関係者から、常識の範囲を超えた要求や当院の職員や他の患者・家族の人格を否定する言動・暴力・セクハラ等、その尊厳を傷つけるものもあり、これらの行為は職場環境や診療環境の悪化を招いており重大な問題となっています（これらの患者・家族の言動をペイハラといいます）。当院は、ペイハラを放置せず、職員のみならず、他の患者・家族や人権を尊重し擁護するため、これらの迷惑行為等に対して、毅然とした態度で対応していきます。」

素晴らしい毅然とした態度です。若い医

師の皆さんは自分の診療に際してこの種のハラスメントを受けた場合は、「お申し出の内容は良く分かりました。ただいま上司と相談しますので、少々お待ち下さい。」とその場を去って、指導医や診療科長、あるいは医事課の課長さん等に対応してもらうことをお勧めします。決して自分だけで解決しようと、安易に謝ったり、事を収めようとしてはいけません。

漢方の触診とペイハラについて

漢方では触診を診断の根拠としていますが、この際に医師の身を守る心得を記します。それは患者さんを医師（特に男性医師）一人で診察してはいけません。看護師さんやクラークさんに同じ場所にいてもらわなくてはなりません。それはセクハラとかパワハラと訴えられた時の用心なのです。わたしが経験した事例は、数年前から全身倦怠感を主訴に来院していた二八歳の独身女性患者です。ある日、父親に付き添われて何度目かの受診をしました。漢方では腹部の触診をしないと適切な処方が決められませんので、いつものように腹部の診察をしました。ところがそれを見た父親が、わたしがセクハラ行為をしたと騒ぎたてたのです。幸い診察ブースには女性のクラークさんと陪席の医師が電子カルテの入力をしてくれていたので、この父親の不当性は明らかでしたが、わたしも不愉快なので、「次回から○○先生に診てもらって下さい」と身をかわすことにしました。

第2章 漢方も交えて医療を考える

第1節

自然治癒力にもっと注目しよう

現在の医療界に欠如していることは、治療戦略の根底に「自然治癒力を生かす」という理念が希薄であることを指摘しておきます。

自然治癒力とは何かというと、それは生命維持機構の総体ですから、生物学的に「実態はこれだ」ということは困難です。また人間は心身一如ですから、心身のストレスも自然治癒力に影響を与えます。さらに、寒冷な環境に長時間曝されて風邪を引くなど、自然治癒力が低下することは日常的に経験します。「免疫」という用語は、「悪い疫病から免れる」という意味から発展しましたが、自然治癒力に大きく関与していることが明らかになってきました[10][11]。

こころ（精神）と免疫の関係に注目した『内なる治癒力』[12]という著作には具体的に治癒力を高める方法として「行動療法」が記されています。この書物には、米国で自然治癒力を看板に掲げる、いわゆるホリスティク・メディシン（ホーリズム）について「ホーリズムの世界では治療家に敗者役は回ってこないし、彼らが失敗を起こす危険性もない。ここでは患者が治療者となるので自己治療の失敗は患者自身の努力不足のせいにされることが常となる。」と冷静な批判を記しています。

漢方が自然治癒力を利用した医療体系である一例がインフルエンザの治療戦略です。インフルエンザに罹患した場合、漢方では、その初期に葛根湯《かっこんとう》や麻黄湯《まおうとう》を用います。これらの方剤は発熱を促しウイルスを撃退するという方法を採りますが、そのことの妥当性が免疫学の進歩により明らかになってきました。

細菌やウイルスに感染すると、気道上皮細胞からインターロイキン１（ＩＬ１）が分泌され、視床下部の体温中枢に働きかけて体温の上昇を引き起こします。また、同時に分泌されるＩＬ２は、Ｔ細胞、Ｂ細胞、ＮＫ細胞などの細胞表面に存在するＩＬ２受容体と結合し、細胞内へシグナルが伝達されることで、Ｔ細胞、Ｂ細胞、ＮＫ細胞、単球、マクロファージなどを分化・増殖させる働きを持っています。なぜ体温を上昇させるかというと、高体温によってこれらの免疫細胞が活性化するのです。したがって、感染症の初期に温熱産生を高めて体温の上昇を促すという漢方の戦略は正しいのです。

38℃以上の高熱が持続する場合にはアセトアミノフェンを頓用するという戦術も一般的に行われていますが、その際にはフトンをかぶって体を温め、可能であれば薄いおかゆを食べることが推奨されます。服薬後の養生の仕方は漢方の知恵ですが、これは洋の東西を問わない普遍的な感染症初期の重要な方法です。つまり、アセトアミノフェンを服用した後にクーラーの風に当たる、あるいはアイスコーヒーなどは飲んではいけません。

『傷寒論《しょうかんろん》』（紀元二一〇年頃成立）は、極めて致死率の高い感染症のパンデミックが起こった際の、世界初の「感染症対応マニュアル」と呼べる書物です。その冒頭に桂枝湯《けいしとう》という方剤の適応となる病態の記述があり、次いで処方構成が記され、煎じ液の作り方を記し、「温かい煎じ液２００mLを服用し、その後に薄いおかゆを食べて薬の力（温熱産生）を助け、約二時間フトンをかぶって寝ること。全身にしっとりと気持ちの良い汗が出たら、その後は煎じ液を服用しなくてよい。このような気持ちの良い汗が出ないようであれば、追加で服用する。冷たい生もの、油で揚げたもの、肉類、ピリカラの香辛料、酢の物、においのきつい食物は食べてはいけない。」と記されています。葛根湯《かっこんとう》を用いた場合も同じように養生しなさいと記されています。

繰り返しになりますが、この養生法は洋の東西を問わない普遍的なものですから、アセトアミノフェンの服用後にも実行しなければならない感染症初期の治療学の重要なポイントです。風邪薬の服薬後には、保温につとめ、アイスクリームやアイスコーヒーなどを食べたり飲んだりしてはいけないのです。

●参考文献

〔10〕多田富雄：免疫の意味論．青土社．東京．一九九三
〔11〕多田富雄：免疫・「自己」と「非自己」の科学（NHKブックス）．NHK出版．東京．二〇〇一
〔12〕スティーヴン・ロックほか（著）、池見酉次郎（監修）、田中彰ほか（翻訳）：内なる治癒力．創元社．大阪．二〇〇九．二四二

自然治癒力が阻害されるとどうなるか

もう一つ、自然治癒力の重要性を細菌感染症で考えてみましょう。感染症の治療に当たって、適切な

抗菌薬を投与し、良い結果が得られると抗菌薬が有効であったと単純に考えますが、生体内で抗菌薬が効果を発揮するのは自然治癒力と協力した結果です。なぜこのようなことが言えるかというと、後天性免疫不全症候群（ＡＩＤＳ）をみると分かるからです。ＡＩＤＳでは自然治癒力の主役であるＴリンパ球やマクロファージ（ＣＤ４陽性細胞）などがダメージを受けるために、細菌感染症やウイルス感染症に罹患した場合、抗菌薬や抗ウイルス剤が効果を発揮できないのです。

漢方薬が自然治癒力を引き出したと考えられる報告

おそらく漢方薬が自然治癒力を引き出すことに成功したと考えられる臨床報告があります。それはメチシリン耐性黄色ブドウ球菌感染症に対する漢方薬の効果です。報告は少なくありませんが、代表的なもの三篇を掲げます。いずれも『日本東洋医学雑誌』に掲載されたものですので、J-stage でダウンロードできます。

その一は松井健一郎ほかによる「メチシリン耐性黄色ブドウ球菌感染動物における補中益気湯《ほちゅうえっきとう》の除菌効果」です。補中益気湯そのものに抗菌作用はないのですが、経口投与すると自然治癒力を誘導して効果を発揮することが示されています。（四八巻三号、三五七－三六七、一九九七年）

その二は野上達也ほかによる「急性呼吸促迫症候群にショックを伴ったＭＲＳＡ腸炎疑診例に対する漢方治療経験」です。バンコマイシンと小承気湯《しょうじょうきとう》の併用によって乗り切っていますが、小承気湯は大黄《だいおう》、厚朴《こうぼく》、枳実《きじつ》からなる漢方薬で、その煎じた液を培養した黄色ブドウ球菌に振りかけても抗菌作用はありません。したがってその効果発現には腸管免疫などが関与しているものと推測しています。(六五巻二号、九四-九九、二〇一四年)

その三は中永士師明、松永直子による「重症熱傷に合併したMRSA感染症に対する十全大補湯《じゅうぜんたいほとう》の使用経験」です。自殺目的で灯油をかぶったという三五歳男性のMRSA感染に対して、気血両虚を補う十全大補湯で自然治癒力を誘導することに成功しています。(五八巻六号、一一二七-一一三一、二〇〇七年)。

在宅酸素療法から離脱できた一例

貴重な報告がもう一編あります。MRSAではありませんが、松井龍吉、小林祥泰による「清肺湯《せいはいとう》により重症肺炎後、在宅酸素療法から離脱できた一症例」です。清肺湯は経験的に気道の炎症性疾患に用いられてきましたが、抗菌薬を用いずに在宅酸素療法から離脱できたことが胸部CTスキャンの画像の改善と共に示された貴重な症例です。清肺湯が上手に気道環境を改善し、自然治癒力を引き出したものと考えています。(五八巻、二号、二八五-二九〇、二〇〇七年)

自然治癒力を取り入れた医療戦略

現在の要素還元主義による医療では、細菌感染症であれば起因菌を確定し、それに適した抗菌薬が投与されます。自然治癒力を考慮しないこのような方法論は軍事用語では「戦術」のレベルでの方略です。戦術の上位に「戦略」があります。敵国の軍事力、経済力、軍需産業の力、インフラの情況、外交関係などを考慮して敵のどこをどのように攻略するかを総合的に考えるのが「戦略」です。自然治癒力は医療の場で「戦略」を立てるために考えておかなくてはならない要素なのです。

それではなぜ正面から自然治癒力と向き合わないのかといえば、それは低下した自然治癒力の実態につかみどころがなく、しかも精神的なストレスも関係しているので、何をパラメータにしてよいかが確立していません。しかもこれを正常化する方法がないからです。

抗菌薬の誕生以前の漢方治療薬

一方、抗菌薬の開発（一九四〇年代）以前に記された漢方の症例報告を読むと、皮膚膿瘍、中耳炎、虫垂炎、肺結核症などの様々な感染症を立派に治しています。さらに興味深いことに、炎症機転がうまく発動していない場合には、炎症反応を賦活化して感染症を治しているのです。たとえば麻疹の場合では発疹が十分に現れ出ない場合には発疹が出るようにして正常な治癒機転に導くのです。

感染症に罹りやすい患者を丈夫な体にするのも漢方の得意分野です。つまり漢方は自然治癒力を賦活する具体的な手段をもっているのです。第一章の**表1-1**に気虚の診断基準を掲げました（一七頁）。

この気虚の状態を改善する代表的な漢方薬には人参湯《にんじんとう》、六君子湯《りっくんしとう》、補中益気湯《ほちゅうえっきとう》、帰脾湯《きひとう》、半夏白朮天麻湯《はんげびゃくじゅつてんまとう》、黄耆建中湯《おうぎけんちゅうとう》、十全大補湯《じゅうぜんたいほとう》、人参養栄湯《にんじんようえいとう》などがあります。

華岡青洲の業績

約二〇〇年前に自然治癒力を上手に利用した名医がいました。華岡青洲（一七六〇–一八三五）です。青洲は世界に先駆けること四〇年、漢方薬による経口全身麻酔薬を開発し、西洋医術（カスパル流の外科学）で乳癌の摘出に成功しました（一八〇五年）。これは青洲が漢方と西洋外科学の叡知を合わせもった結果です。抗菌薬などなかった時代に青洲は外科手術後の感染を制御し、その他、皮膚の膿瘍、虫垂炎と思われる疾患を治しています。

抗菌薬のペニシリンが英国人のSir Alexander Fleming（一八八一–一九五五）によって発見されたのは一九二〇年。大量生産によって臨床応用されたのは一九四〇年で、日本では終戦後の一九四七年頃のことでした。これはわたしの誕生（一九四四年）の後のことです。

結論的に言えることは、感染症に限らず様々な疾患の治療に当たって、漢方の知恵を医療に取り入れてゆくことが推奨されますが、各論的には各専門分野での工夫がなくてはなりません。

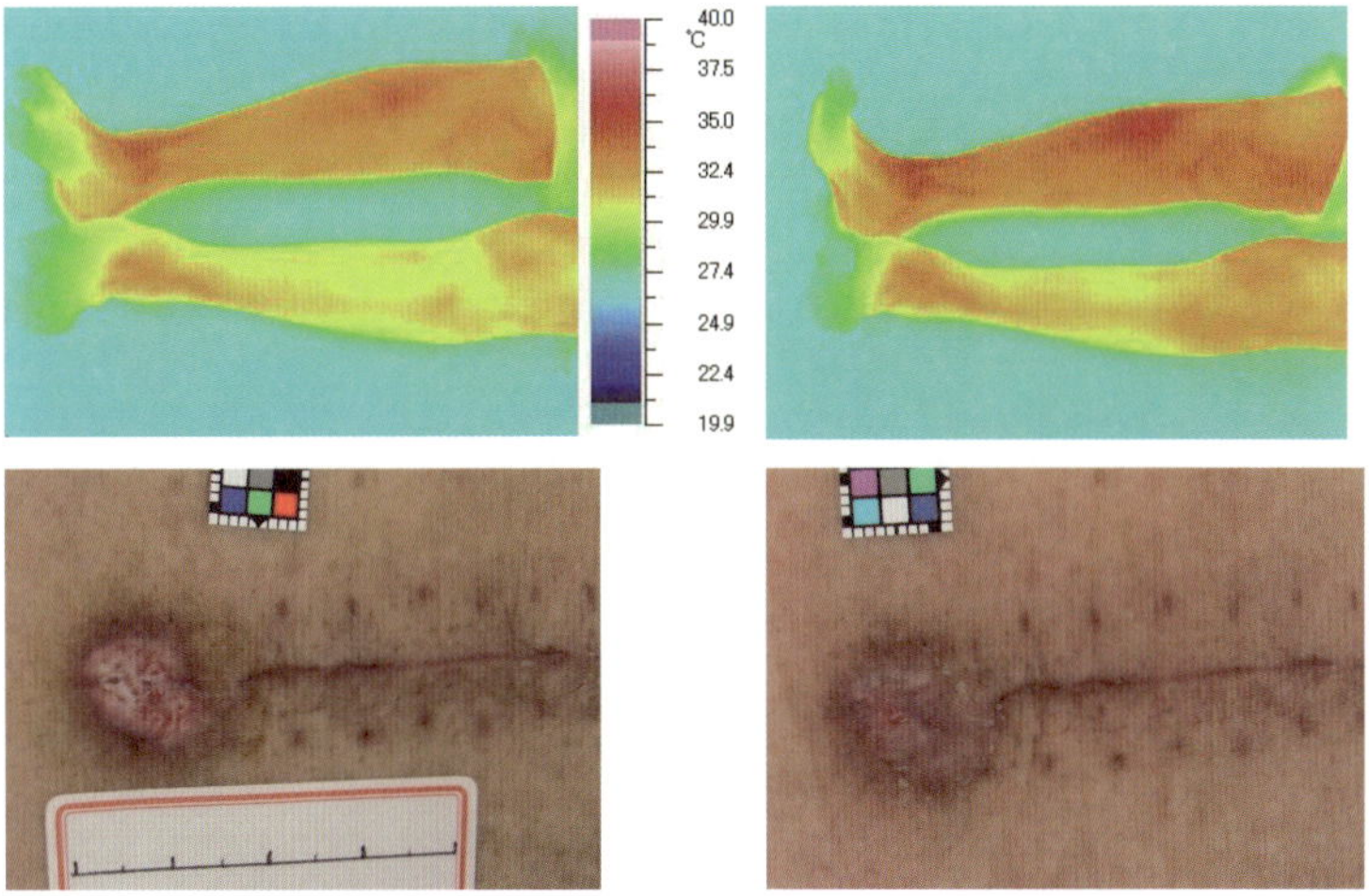

術後26日目　　術後39日目

図2-1　術後の創傷治癒
上段には赤外線カメラによる両側下肢の温度変化を，下段には遷延した褥瘡様の皮膚病変を示した。漢方薬の投与によって左下肢の温度が上昇している。

創傷治癒と気虚

創傷治癒の遷延も「気虚」によって起こると漢方では考えます。その一例を図2-1に示しました。この七〇歳の男性患者さんは整形外科で腰部脊椎管狭窄症の手術を受けましたが、縫合部の尾側に褥瘡に似た病変が起こり、一か月経過しても治らず、退院できない状態でした。整形外科からコンサルトを受け病棟に往診し、帰耆建中湯《ききけんちゅうとう》を用いたところ約二週間で退院できました。

オスラー博士と自然治癒力

ところで、米国の臨床医学の基礎を築いたウイリアム・オスラー博士[13]（一八四五－一九一九）は病理学を土台にした近代医学を確立しましたが、その治療学の主体は「あまり薬剤に頼らず、むしろ自然治癒転帰を待ち、一般的にいって衛生とか、看護とかに治療の重点を置いている」と記されているのは大変に興味深いことです。

●参考文献

〔13〕日野原重明：医学するこころ・オスラー博士の生涯（岩波現代文庫）．岩波書店．東京．二〇一四．一一三-一一四

コラム

意地悪な医師会員

富山医科薬科大学（当時）に赴任した直後の話ですから、一九八五年頃でしょうか。ある市の医師会から講演の依頼があり、漢方の基本的な考え方をお話ししました。無事に話も済んで質疑応答に入ったところ、ある会員が挙手をし「二〇〇〇年前のクスリを今でも使っている理由が分からない。そんなことだから漢方は古臭いと言われるんです」とのコメントでした。わたしはこう応じました。「逆に先生に質問したいのは、二〇〇〇年前と現在とで感染症に対する生体内の免疫機構などは大きく変わったのでしょうか。たとえば当時はマクロファージが無かったとか」と。

若かったわたしはさらに返す刀で、「先生は毎月のように風邪をひいたと言ってくる虚弱な患者さんに、また来たか、と解熱薬を漫然と処方していませんか。どうにかして、この虚弱な体を丈夫にしてあげよう、と考えないのですか。考えないとしたら、まさしく先生が病気です。二〇〇〇年

前のクスリには、それがあるのです」と言いました。懐かしい思い出です。

第2節 心と身体は一つ

還元主義の西洋医学は「心」(精神)を棚上げにした生物学として発展をしてきたわけですが、漢方の思考の枠組みでは「心と身体は不可分」と考えています。人間を生かす力を「気」と考え、気が精神面も身体面も共に健全に保つわけですから、心と身体を分離するという発想がないのは当然です。曹洞宗の開祖・道元禅師(一二〇〇–一二五三)もその著作の中で「身心一如」と唱えています。日本に心療内科をもたらした池見酉次郎先生は「心身一如」と言い換えていますが、本質は同じです。

心と身体が密接に関係している一例を記してみましょう。

症例 血圧上昇を伴う不明熱

親しい後輩(産業医)の一人から三一歳の男性で不明熱を主訴とする患者さんが紹介されてきました。この患者さんは実に奇妙な病態で、起床時には平熱なのに午後になると38℃を超える体温の上昇があります。悪寒戦慄や咳嗽などは伴いません。CRPや白血球増多などの炎症所見もありません。血圧は降圧薬の服用により、起床時は130/74 mmHgですが、午後になると体温の上昇に伴い170/86 mmHgになり、就寝前になると、体温も血圧も安定するというのです。産業医の友人は大学病院の内分泌代謝科を紹介し約一か月間の入院精査をしましたが、発熱の原因は分かりませんでした。入院中は発熱も軽微で血圧も安定していたということです。このような状態が六か月以上続いていますが、職場には毎日出勤し、次第に増悪することもないということです。

よくよく現在の職場環境を聞いてみると、この患者さんは食品製造会社の安全管理部門におり、もうひとガンバリで昇進できそうだという状況です。そんなわけで、操業前の七時に出勤してパイプラインなどの点検を行い、午後五時の終業時間のあとも保守点検をし、退社は午後七時になるというのです。これでは過重労働です。大学病院に入院中に症状が安定していたこともヒントになりました。つまり、仕事による心身のストレスが原因ではないかと考えました。そこで、産業医の友人と図って「毎週、わたしの外来を受診し、その日は出社してはいけない」という措置をとりました。週休三日です。漢方薬は、赤ら顔で脈も力強いことから、黄連解毒湯《おうれんげどくとう》を投与しました。この強制的な職場からの切り離しによって、四か月後には体温の上昇は37・3℃を超えることはなくなり、血圧も収縮期血圧がアムロジピンベシル酸塩5 mgの服用によって140 mmHg前後で安定するようになりました。そこで、来院は二週間に一度として約半年間経過観察し、さらにその後は一か月一回の来院としています。来院日には出勤してはいけないことは続けていますが、もはや体温の上昇もわずかとなり最高で36・7℃で経過しています。

この間、血中のカテコラミンを数回測定しましたが正常範囲内でした。責任感の強いまじめな青年であったので「このままだと脳血管障害か心筋梗塞を起こす危険がある。会社のために命を捧げるのはバカげている。頑張らないように」と諭しました。褐色細胞腫のように極端なカテコラミンの放出は検出できませんでしたが、職場からの切り離しが有効であったことを考えると、対人関係その他のストレスがカテコラミン放出を高めていたと想像できる病態です。心と体は有機的な一つのものであることが分かりました。それにしても「産業医」の権限の大きさにいまさらながら驚きました。

症例

頭部打撲後の脱毛症

もう一例、二二歳の男性患者。頭部打撲後の脱毛症の症例を記します。職場での精神的ストレスが強く、上司との関係も良くなかった（後日談）そうですが、二週間前、棚から8kgほどの商品を下ろそうとした時に、運悪く、段ボール箱の角が頭頂部に当たったのです。「コブ」は比較的厚みのある皮下血腫ですが、日を追うごとに頭髪が脱落して円形の脱毛症になってしまいました。打撲後二週間、初診時の頭部の写真を**図2-2A**として示します。不眠症とイライラ感も訴えました。

漢方薬にはストレスをやわらげ、炎症を抑えるクスリはたくさんありますが、この患者さんには柴胡清肝湯《さいこせいかんとう》を用いました。これを服用したところ、熟睡できるようになり、職場でのイライラ感もなくなり、抑うつ症状も改善し、受診のたびに、次第に明るい顔つきになり、三か月後には全く別人のような明るさです。目に見えて脱毛症が改善（図2-2B、2C）したことが服薬の意欲を高め、気分も明るくしたようです。この脱毛症は、皮膚科専門医の友人によると、膿瘍性穿掘性頭部毛包周囲炎で、皮下の炎症と関連した脱毛症とのことです。

漢方薬は複数の生薬で構成されていますが、多くの漢方薬で、この症例のような、心と体の不具

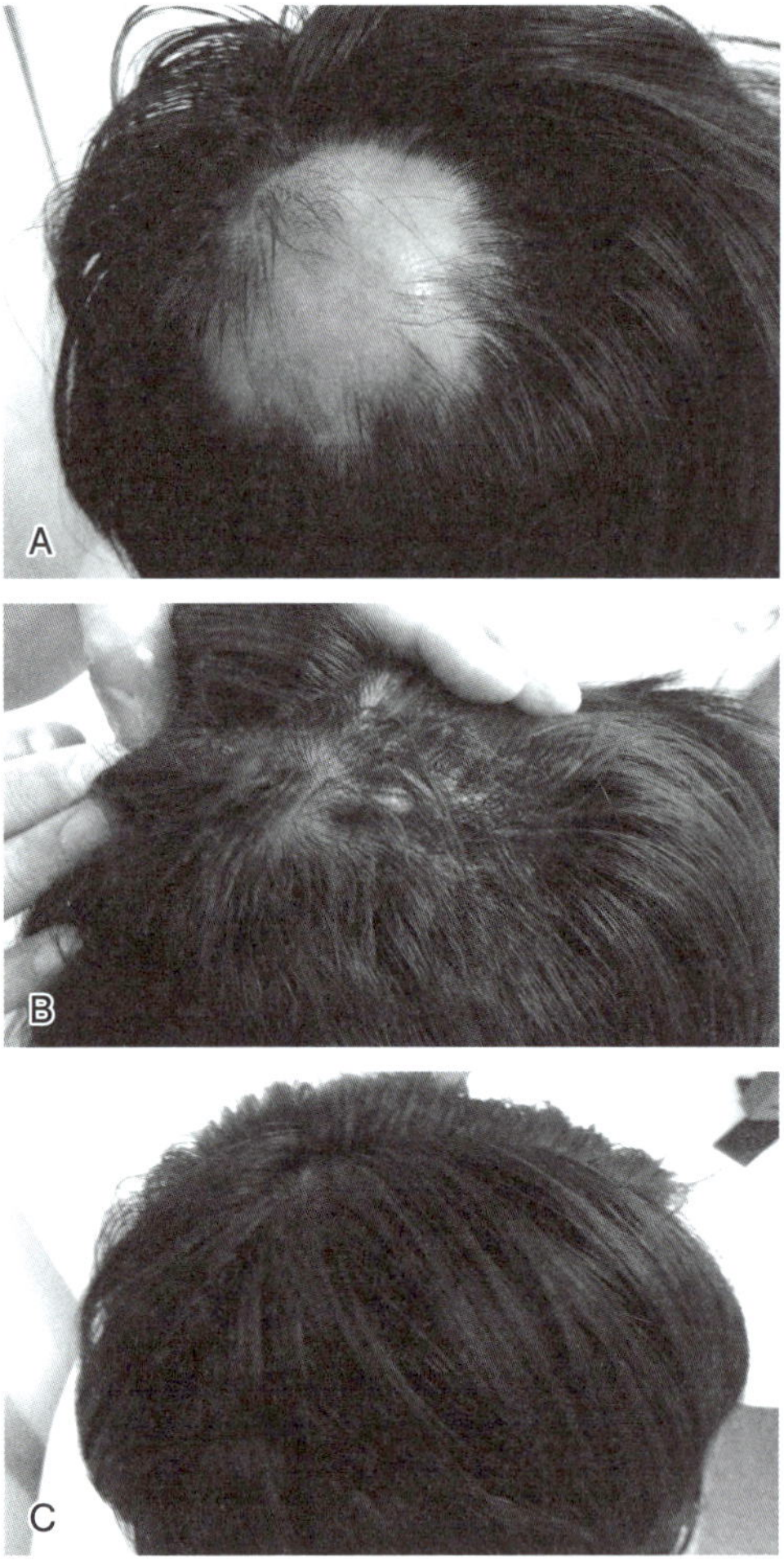

図 2-2　脱毛症

A：初診時，B：服薬二か月後，C：服薬四か月後。

合を同時に改善するようにその配合が工夫されています。

このような症例の一般的な治療手順を考えますと。頭部打撲ですから、頭部のCTやMRI検査と脳神経内科的な診察を行い、次に脱毛症は皮膚科に依頼するということになりますが、この段階で心身のストレスが関与していることを考慮して和漢診療科や漢方センターなどの漢方の専門医にコンサルトすることが提案できます。ぜひとも、もう一つの「思考の枠組み」を常に考えていただきたいのです。

コラム

扱いにくい患者・人格病

わたしの漢方の師匠・小倉重成先生は「人格病」という病名をよく使いました。根性が曲がっていて不平不満ばかり言って、治療によって良くなったところは言わない。「こういう患者さんは自分で病気を呼び込んでしまうものだ」と教えてくれました。

わたし自身も経験することは、手指が五本痛む患者さんがいた場合、治療をして三本が良くなった時に、「お陰様で三本は良くなりましたが残りの二本がまだ痛みます」という患者さんと「全然良くなりません」という患者さんがいます。全然良くならないと言う患者さんに、「この三本はまだ痛みますか」と尋ねると「この三本じゃない、この二本が痛んでいるんだ」と良くなったところを認めようとしないのです。心と身体は一つです。このようなネガティブな姿勢では病気は良くなりません。

わたしは「医者も人間ですからね。良くなったところは認めないで、悪いところだけ言い立てられるとヤル気がなくなるんです。あなたのような方をネガティブ人間というのです」とズバリと申し上げることにしています。

でも、こんなことはわたしがお爺さんだから言えることなので、若い医師の皆さんは、そっと心の中で思うだけにして下さい。

第3節 陰陽という見方、考え方

今後の治療学に取り入れたいものに、漢方で重要視されている陰陽の考え方があります。世界の四大文明の一つである中国文明で出現した思想です。世の中のすべての事柄、つまり昼夜、季節などの自然現象から人間の疾病状態にいたるまで、物事には必ず「陰」という寒くて暗い側面と、「陽」という温かく明るい側面（属性）とがあるという考え方が陰陽論です。

たとえば、WEB社会になり、E–mailは日常生活に欠かせない状況です。そしてSNSなどで情報が一瞬にして世界中に拡散します。これはWEB社会の陽の側面ですが、闇バイトや他人への誹謗中傷、フェイクニュースなど「陰」の部分が併存します。生成AIが登場していますが、これにも良い面（陽）

と暗い面（陰）が付きまといます。物事には必ず陰陽があるという考えに誤りはないとわたしは考えています。

そしてこれが治療戦略の場面でも役に立つのです。西洋医学的には一つの疾患でも、漢方ではその疾患の属性を陰陽に二分するわけですが、陰の病態は温めて治し、陽の病態は冷やして治すのです。したがって漢方薬（生薬）にも作用ベクトルがあり、温めるクスリと冷やすクスリがあります（**図2-3**）。

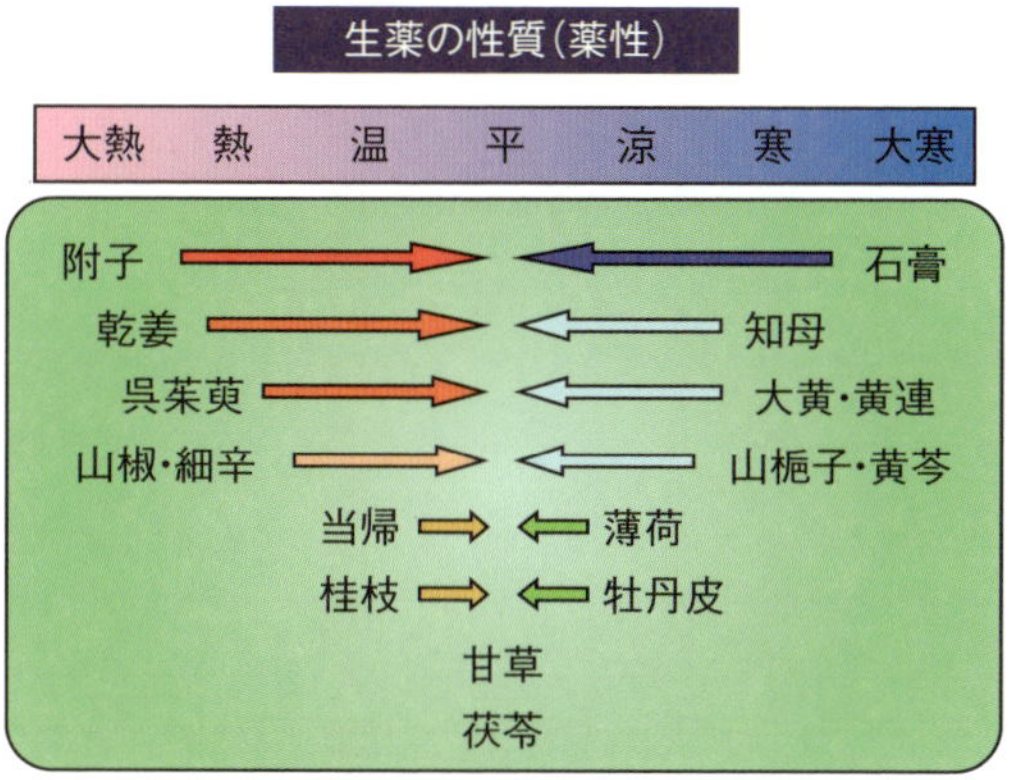

図 2-3　生薬の作用ベクトル

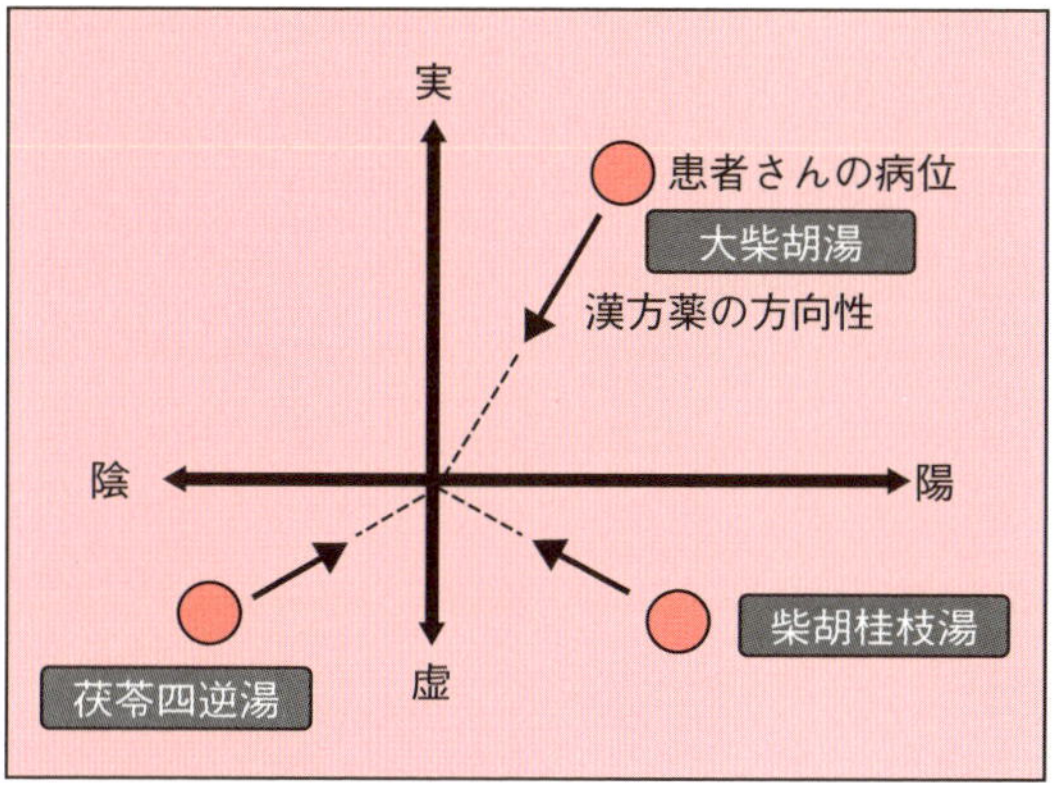

図 2-4　方剤の作用ベクトル

この考え方を取り入れると、おそらく日本の医療は世界に類のないものになります。類がないのが重要ではなく、好ましくない副反応を未然に防ぎ、患者さんの治癒が早まるのです。**図2-3**には生薬の作用ベクトルを掲げました。また**図2-4**にはこのような生薬を組み合わせた方剤の作用ベクトルを示しました。いずれも原点である「中庸」(homeostasis の安定している場)に向けて、歪みを修正するわけです。

消化管外科手術後の大建中湯

約二〇年前から消化器外科領域で術後のイレウスを改善あるいは予防するために漢方薬・大建中湯《だいけんちゅうとう》がよく用いられています。この生薬の構成は乾姜、人参、山椒と膠飴《こうい》ですが、**図2-3**に示したように、乾姜と山椒は温熱産生を高める作用があります。これによって、手術中の血液循環の低下とそれに伴う消化管の蠕動運動の低下を改善するわけです。人参と膠飴は気虚を改善しますので、術後の消化管の運動と縫合不全を予防します。

大建中湯が術後のイレウスを改善するという臨床報告が数多く出された時、わたしは、「イレウスが起こる前から服用させたらよいのに」と思いました。消化器外科医の皆さんはすぐにこのことに気づき、最近では術後にイレウス症状が起こる前に、ほぼ全例に投与するのがルーティンになっています。外科医の皆さんは「効けばよい」と漢方薬を受け入れてくれています。当然、後追いで大建中湯の薬理作用が研究されていますが、そのような還元的な研究成果よりも臨床効果を優先させるのは臨床医として立派です。このことによって、術後のイレウスで患者さんを苦しめることがほとんどなくなり、再手術の事例は極端に減っています。消化管の術後は「陰」の状態に陥りやすいのです。

後に、医療経済のことを記しますが、術後イレウスを回避して、在院日数を短縮することは、患者さんにとって好ましいことであり、同時にＤＰＣによる病院収入にとって利益があります。さらに言えば、イレウスを起こして再手術する必要もなくなりますから、医療保険の負担を軽減していることになり、日本全国で考えますと、数十億円の軽減になるのではないでしょうか。

甲状腺疾患は、まさに陰陽論

西洋医学で陰陽論の考え方に近い疾患は甲状腺機能低下症と亢進症です。低下症では低体温傾向で代謝率が低下するのでホルモンの補充療法を行いますが、他方、亢進症では甲状腺機能を抑制するクスリが用いられます。粗くいってしまえば、漢方ではすべての疾患に亢進症と低下症があるというわけです。陰の病症と考えられる状態が芥川龍之介の『病中雑記』[14]に記されていますので、引用してみましょう。

「毎年一・二月の間になれば、胃を損じ、腸を害し、更に神経性狭心症に罹り、鬱々として日を暮らすこと多し、今年も亦《また》その例に洩《も》れず。ぼんやり置炬燵に当りおれば、気違ひになる前の心もちはかかるものかとさへ思ふ」

体が冷えて炬燵《こたつ》に当たって体を温めなければいけない日々で、胃腸虚弱の様子が記されています。陰の状態であったことが分かります。芥川龍之介は最晩年に『歯車』を書きましたが、この『歯車』は片頭痛に先行する閃輝暗点を描写しています。彼の場合、体を温め、胃腸の機能を正常化する呉茱萸湯《ごしゅゆとう》が適応となる病態「証」であったと考えます。[15] 陰の病症は温めて治す。他方、暑がりで陽の病症は冷やして治す。これが西洋医学にはない治療原則です。

つまり、漢方治療はすべてがこのような陰陽対立の中で「中庸」に向けて行われるわけです。「中庸」というのは陰陽どちらにも傾かない安定状態です。この陰と陽は現在翻訳中のICD-11の二六章には**表2-1**のように記されています。二〇二四年三月現在、このICD-11は厚労省によって日本語に翻訳作業が行われており、翻訳終了後に総務省の了承を得て、二〇二五年に実施される見込みです。

表 2-1　ICD-11 に記された「陽」と「陰」

SE70　Yang pattern（TM1）　陽証

A pattern with collective characteristics of exterior, heat, and excess patterns with excitatory, hyperfunctional, restless or bright manifestations, outward and upward symptoms. It may be explained by pathogenic factors of a yang nature.

SE71　Yin pattern（TM1）　陰証

A pattern with collective characteristics of interior, cold, and deficiency patterns with inhibitory, hypofunctional, quiescent, or dimmed manifestations, inward and downward symptoms. It may be explained by pathogenic factors of a yin nature.

在院日数と陰陽論

ところで、陰陽の考え方を入院病棟に応用すると、患者さんの治療経過に大きな利益があると、わたしは考えています。言い換えると、在院日数の短縮です。**図2-5**には千

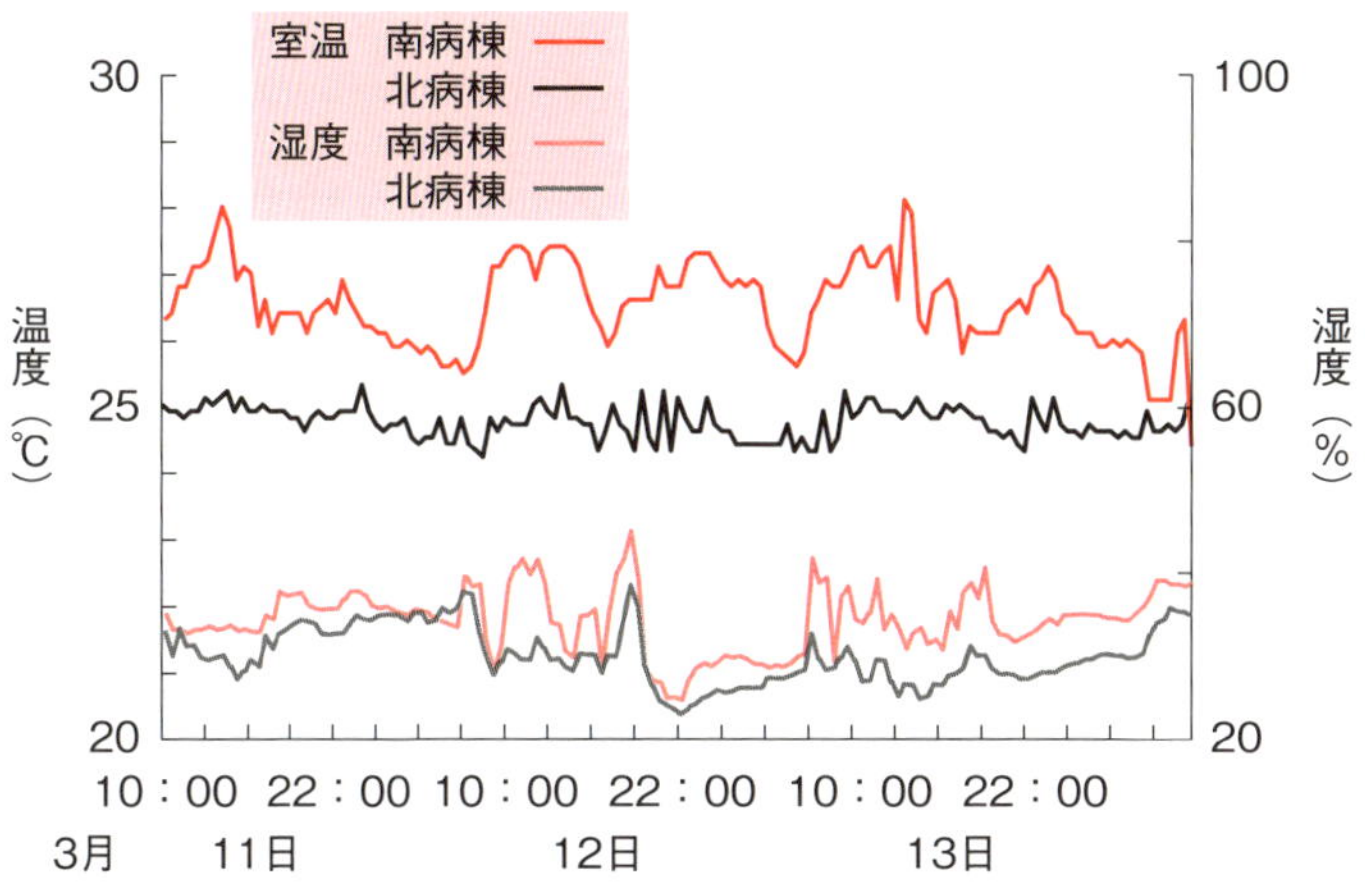

図 2-5 病棟での室温・湿度の記録

葉大学附属病院の七階北側病床と南側病床の室温と湿度（ベッドの床から30 cmに自動記録計を設置して測定した）の三日間の記録です。陰の病症の患者さんは南側病床が良い、と漢方の「思考の枠組み」から提案できます。

さらに付け加えると、陰の病態の患者さんに補液を行う場合、室温にもよりますが30～32℃ほどに温めることが推奨できます。室温での補液は体温を低下させますので、温熱産生を必要とする「陰」で、創傷治癒の遷延症例や、気道感染症の改善にとって不利だからです。本当に有利か否かは南北の病床の差も含めて看護学者に明らかにしていただきたいと思っています。

自覚的な熱感が大切

この陰陽論の興味深い点は「熱いという自覚的な熱感」が大事で、決して腋窩体温の数値ではないことです。先日わたしは不覚にも新型コロナウイルスに二度目の感染をしてしまいましたが、旅先から帰宅する新幹線の車内ではいやな寒気を感じ、ひざ掛け毛布を二枚使って悪寒をしのぎました。ところが帰宅して腋窩温を測ったところ38・4℃。これは「陰」に属する感染症と考え麻黄附子細辛湯《まおうぶしさいしんとう》を大量に服用しフトンにくるまって寝ました。これによって約五〇分後に体の熱感が起こると共にびっしょり汗をかいて解熱しました。翌朝はすっかり元気になりましたが、家族に感染させてはいけないと考え、勤務先病院の発熱外来を受診したところ、新型コロナ感染であることが分かりましたので、その後五日間の自宅療養としました。

つまり、体温（腋窩温）は高くとも、自覚的には寒気だけの人がいるわけです。これは「陰」の病態に属します。このような患者さんに安易に解熱剤を投与すると死亡することがあります。数十年前に、ある高齢者介護施設で発熱患者にインドメタシン坐薬を用いて死亡例が多数出たことが報道されました。これ以後は高齢の発熱患者にインドメタシン坐薬を用いることは禁忌とされています。漢方の陰陽論の立場からこの医療事故を見ると、腋窩体温の数値が高かったので、坐薬を用いたのが誤りで、患者本人は寒気だけを訴えていたのではないかと思います。インドメタシンは「陽」の病態を改善する薬剤なので、甲状腺機能低下症の患者に甲状腺機能抑制薬を投与したのと同じような誤りを犯したのです。陰陽論が常識的な属性分類として治療学に組み入れられればこのような医療事故は起こらなかったとわたしは思います。

がん治療と陰陽論

がん治療で経験する陰陽論と「気の思想」について学友の千葉大学医学研究院の平崎能郎先生が次のような経験談を本書のために寄せて下さいました[16]。

「がん治療は告知から始まる。侵襲のある治療をするには避けて通れないことであるが、この告知をきっかけに『生きた心地がしない』、『生きている実感がわかない』、『つらい治療を受けてまで生きる意味が見いだせない』などと表現される心理的な苦痛を生む。がん罹患経験のない医療者にとっては、いくら理解しようと努力しても限界があり、内科医の立場からは、見落としや軽視してしまいがちである。漢方医学的にはこの告知により『気虚』と呼ばれる状態が生じる。『気』というのは漢方医学の特徴をなす概念であり、『精神と身体とを結ぶ機能系』と定義でき、気虚は気の量の不足の状態である。がん告知による精神状態の悪化によりこの気虚が誘発される。告知の後には標準治療が始まるが、消化器系の手術や、化学療法を行う場合には、嘔気や食欲不振が引き起こされる。『気』は脾胃の働きにより、食事により消化吸収された栄養から産生されるが、こういった化学療法の副作用も加わって『気虚』が進行する。『気』には体を温める作用があり、気虚が続くことにより、体が冷え、陰証に陥る。対処法としては、まず、気虚の状態を改善する必要がある。生きる希望を失わない、前向きな心理状態を保つことであり、家族や医療従事者はこの点に留意して患者に寄り添わなければならない。もし化学療法の副作用で食欲不振に陥った場合は、消化吸収を助ける漢方方剤（人参や黄耆を含む六君子湯《りっくんしとう》、黄耆建中湯《おうぎけんちゅうとう》、十全大補湯《じゅうぜんたいほとう》、人参養栄湯《にんじんようえいとう》）などが有効である。また、長期化して冷えて、低体温傾向になるという明らかな『陰証』に陥ってしまった場合には強力に冷えを改善する力のある附子や乾姜を含む方剤、人参湯、真武湯《しんぶとう》、茯苓四逆湯《ぶくりょうしぎゃくとう》も有効となる。」

参考文献

〔14〕芥川龍之介（著）、紅野敏郎（編）：病中雑記．芥川龍之介全集．一三巻．岩波書店．東京．一九九六．一三―一五

〔15〕寺澤捷年：芥川龍之介の『歯車』とココア．日本医事新報．五一八八号．二〇二三．六六―六九

〔16〕平崎能郎：高齢者の疾患と漢方．がんの漢方治療　月刊老年科．六巻四号．二〇二二．二七三―二八二

第4節

触診の大切さを見直そう

医学は文字通り日進月歩ですが、考えてみると、分子生物学やコンピュータ技術、そして各種の画像診断など医療工学の進歩がこれを支えています。一九七四年にわたしは英国ロンドン大学の国立神経病院に数か月間の留学をしましたが、その時目にした頭部ＣＴスキャンの画像には驚きました。大脳鎌に

生じた髄膜腫が白く映し出されていたのです。ＣＴスキャンはロンドンのＥＭＩ社でこの時に開発されたのです。

ＣＴスキャンが登場する以前の髄膜腫の診断は頸動脈から造影剤を注入してＸ線撮影をする、あるいは腰椎穿刺をしてクモ膜下腔に空気を送り込み頭頂部に空気が到達した頃に頭部の断層撮影をするという、患者さんに苦痛と危険を強いる検査法や、頭部の動脈撮影が有力な診断法でした。

それがわずか五〇年でＭＲＩ検査まで登場する時代になったのです。心臓や腹部も超音波検査が日常的な検査となっています。超音波診断はわたしが研修医の頃は一本のビームだけでした。側頭部からビームを脳に水平に照射し、反射したビームの波形から大脳半球の左右の腫大を判定したのです。

ところが、このような検査機器の発達は医師の「触診の衰退」を招いています。これが大問題だとわたしは考えています。内科診断学では頸部リンパ節からスタートし、順次、全身の触診の重要性が講義されますが、臨床の現場では実行されない。そもそも医師が自分の手に自信がなくなっています。自信がないから行わない。行わないので手の感覚がますます衰えるという悪循環です。それに加えて殺到する患者さん全員に脈診（橈骨動脈の触診）や腹部の触診を行うと時間ばかりかかって効率が良くない。それよりはＣＴスキャンや超音波検査のオーダーを入力した方が効率的に患者さんを処理できるという現実があります。

漢方の「思考の枠組み」では、そもそも人間の生命とは、地球環境に存在する目には見えないエネルギーがシャボン玉のように閉鎖空間を作ったもの、と考えています。つまり、気の塊が生命ですから、人と人とが触れ合うことは、気と気の触れ合いなのです。丁寧に患者さんに手を触れるという行為は、それだけで「気」が伝わり、癒しとなるのです。漢方では診断と治療を別の物とは考えておらず、丁寧な触診はそのことが治療の一部分であると考えているのです。還元論者は診断と治療を分断していますが、「あらたな医療」には触診の重要性を書き込まなくてはならないとわたしは考えています。

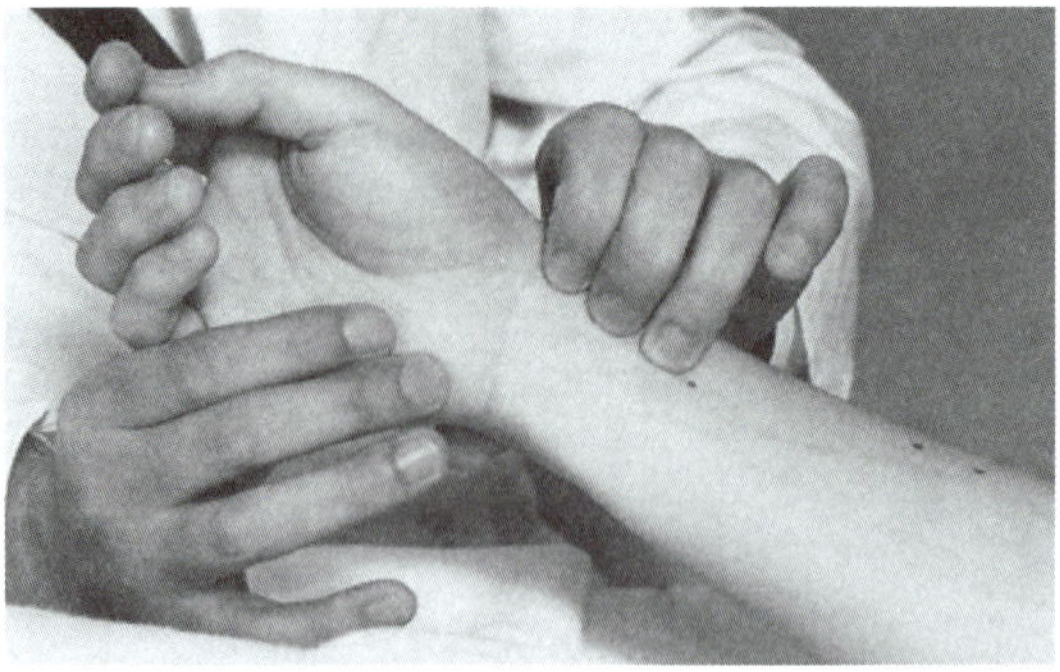

図 2-6　脈診の実際

術者の指頭を立てて軽く按じ，ついで深く按じて脈の性状を診る。

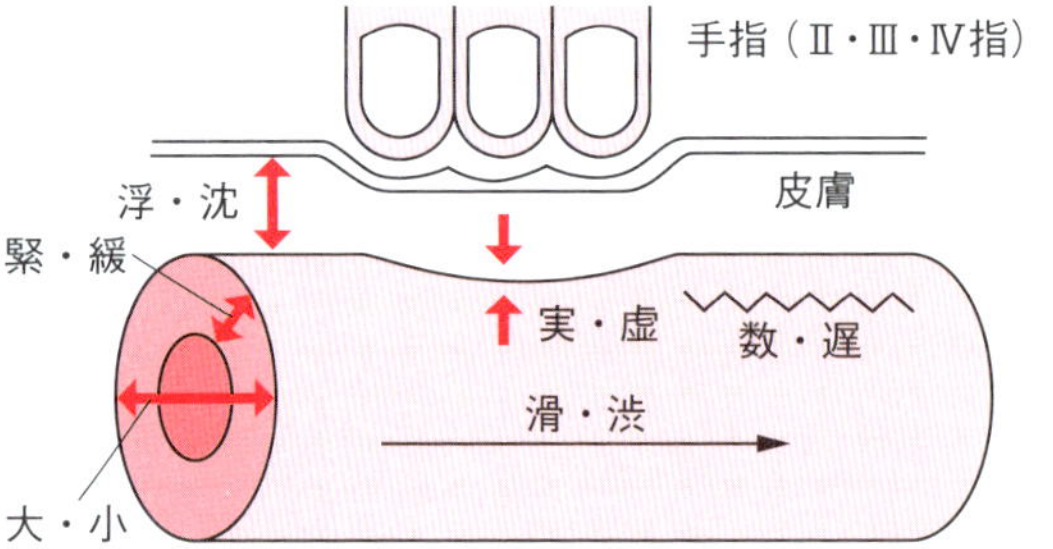

図 2-7　脈診のシェーマ

脈診

漢方はX線撮影も血液検査も一切なかった時代に成立した医学ですから、逆に五感を研ぎ澄ませなければ、正しい診断も治療もできません。そこで手首にある橈骨動脈の性状を詳細に観察し（**図2-6**）、陰陽と虚実を区分する情報を得ます（**図2-7**）。

軽く指を触れて脈が触れる場

合を浮《ふ》と呼び、陽の属性を示唆します。逆に、深く指を押し当てないと触しない脈を沈《ちん》と称し、陰の属性を示唆する情報になります。

指を押し当てた場合の反発力が充実しているものを実脈と呼び、逆に弱い場合を虚脈と呼びます。虚実の判別に有力な情報です。その他に、脈の太さ、脈管壁の緊張度なども診断に用いますが、ここでは省略します。

腹診

腹診については次節にて詳しく解説します。

第5節

腹診の具体的な方法（『症例から学ぶ和漢診療学』より抜粋、一部改変）

腹診とは腹部の触診です。西洋医学の腹部の診察が主として内臓諸器官の腫大や圧痛、あるいは腫瘤の有無を観察するなど、もっぱら解剖学的な観点からなされるのに対して、漢方での腹診は腹壁のトーヌスや、筋性防御を観察し、虚実の判定や特定の漢方方剤に関連する症候を見つけ出すことを目的にしています。この腹部の触診による診察法は、わが国において江戸期に再発掘され、独自の発展をとげてきたものです。

腹診を行う場合の一般的な心得

腹壁のトーヌスや筋性防御を観察することを主目的とするので、患者にはベッドの上に仰臥し、足を楽に伸ばし、両上肢を軀幹の脇に置いた姿勢をとらせます（**図2-8**）。

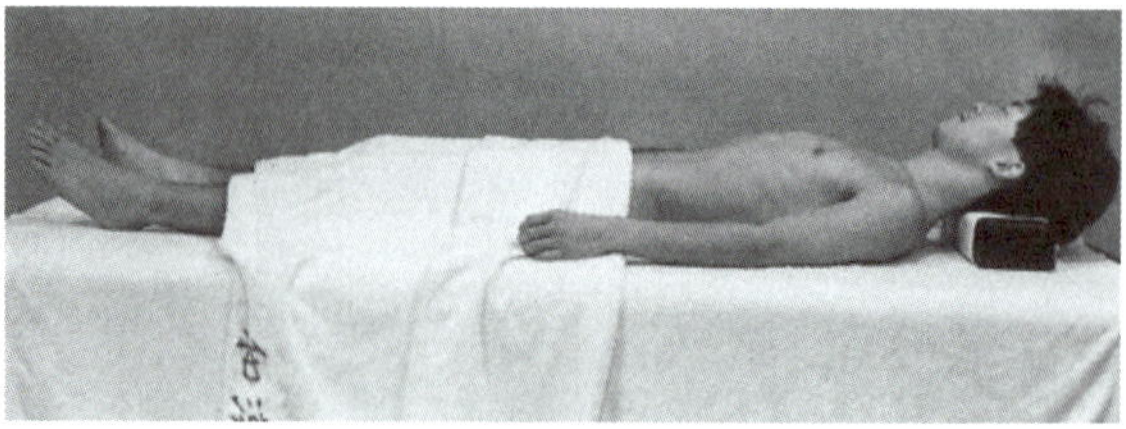

図 2-8　腹診を行う際の患者の姿勢

検者は患者の右側、患者の顔を観察できる位置に立ちます。検者は診察に先立って十分に手を温め、平静な気持ちで虚心に所見をとることが大切です。また、患者が過度に腹部に気持ちを集中したり、恐怖感にとらわれないように、楽しい一般的な話題などを語りかけながら、安心感を与えつつ、丁寧に、やさしく行うことも重要です。繰り返しになりますが、漢方では触診を行うことが癒しであり治療であるからです。

外見の観察

触診に入る前に、腹部の望診（視診）を行います。

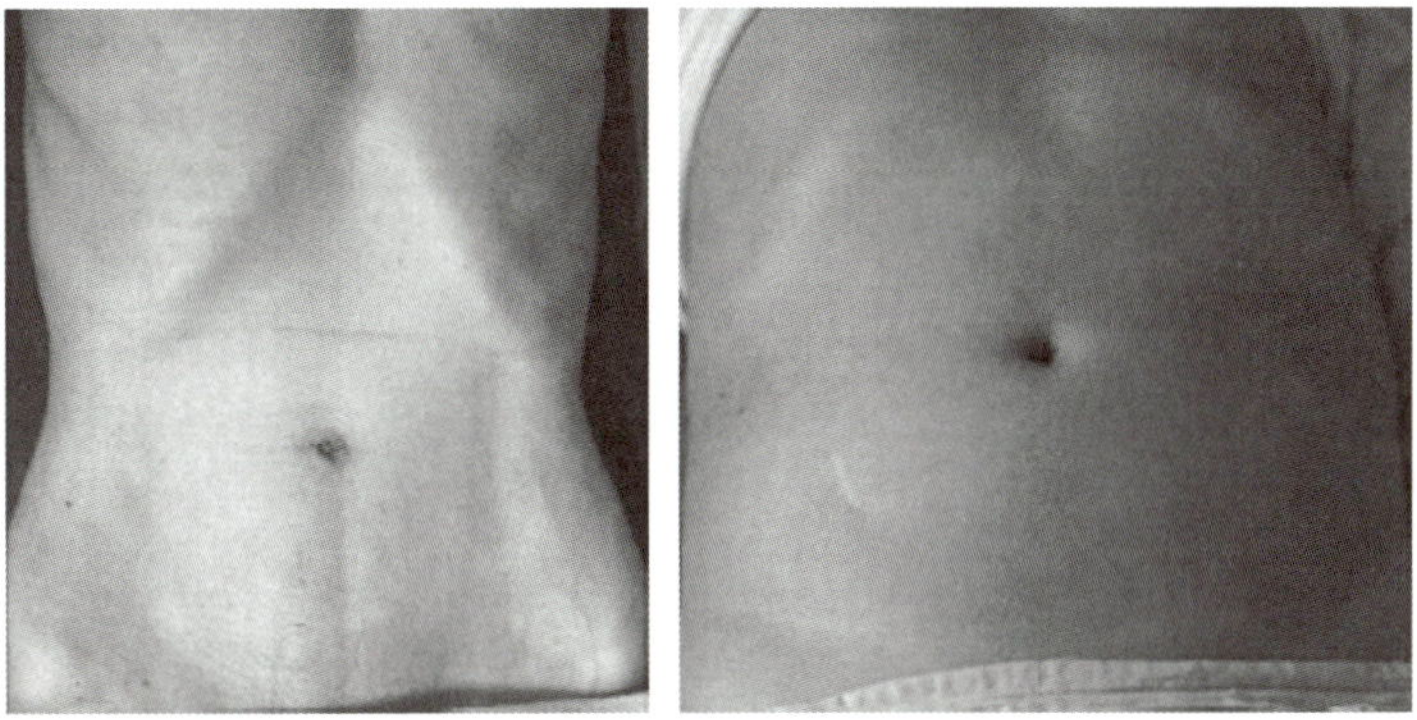

図 2-9　肋骨弓角が鋭角な例（左）と鈍角の例（右）
虚実の判定では左が虚，右が実の病症となる。

腹壁の色調・栄養状態

皮膚の色調に健康な赤味があり、皮膚の栄養状態もよいものは、気・血の量がよく保たれていることを意味します。他方、色調が蒼白であるものは陰の状態あるいは血虚を示唆します。皮膚に色素沈着があり、乾燥し、低栄養状態にあるものは、瘀血《おけつ》や血虚が示唆されます。

肋骨弓角

胸骨の剣状突起を頂点として、左右の肋骨弓で形成される肋骨弓角が鋭角のもの（一二〇度以下）は、生来、胃腸の虚弱なものが多い。すなわち気虚の傾向を持つことになります。他方、肋骨弓角が鈍角なものには生気の充実した者が多いのです。ただし、これらは一般的な傾向ですので、あくまで参考にとどめておいて下さい（**図2-9**）。

腹壁の形状

腹壁の形状は、腹壁が胸郭よりも膨隆しているもの、平坦なもの、あるいは陥凹しているもの、の三型に大きく分類されます。

腹部が膨隆している場合には、半表半裏あるいは裏（消化管付近）の気・血の充実・腹部の気滞・腹部の水滞のいずれかが示唆されます。

大柴胡湯《だいさいことう》や防風通聖散《ぼうふうつうしょうさん》（少陽病期・実証）の適応となる症例では、膨隆型を示すものがよくみられます。

防已黄耆湯《ぼういおうぎとう》（太陰病期・虚証）の適応となるものは、水肥りの傾向があり、膨隆型に属するものが多くみられます。

腹部が陥凹しているのは、半表半裏あるいは裏の気・血の衰えが示唆されます。柴胡桂枝乾姜湯《さいこけいしかんきょうとう》（少陽病期・虚証）が適応となる症例では、腹部が軽度に陥凹していることが多く、小建中湯《しょうけんちゅうとう》・人参湯《にんじんとう》などの太陰病期の方剤が適応となるものにも腹部の陥凹はよくみられます。

腹診の方法

以上のような外見の観察に次いで、腹部の触診を行います。腹壁の発汗の様子・皮膚温・全体のトーヌス・局部的な筋肉のしこり・腹部大動脈の拍動（臍上悸《せいじょうき》）・局部的な抵抗と圧痛・心窩部拍水音（胃部振水音）などについて全体から局所へと観察を進めます。

漢方の診断学で用いる腹部の区分・局所の名称を図2-10に示しました。

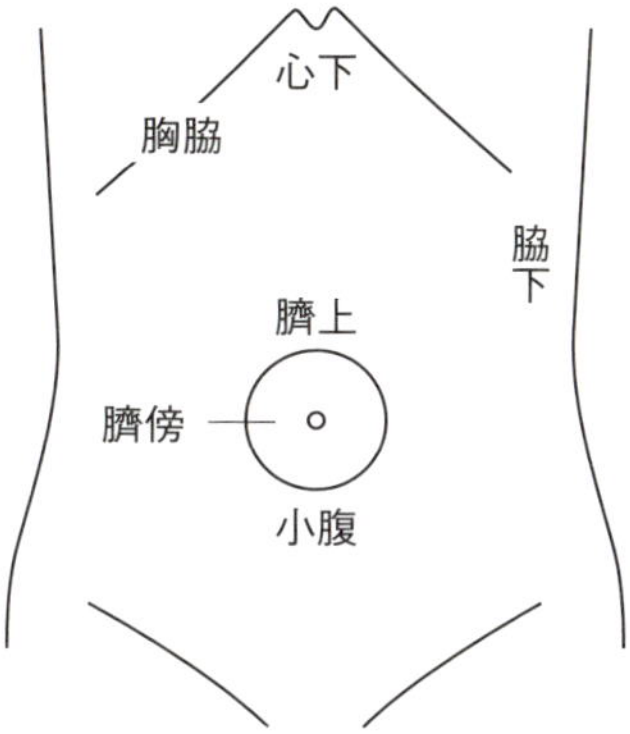

図 2-10　腹部の名称

腹壁の発汗

腹壁に軽く手掌を当てて発汗の有無をみます。希薄なサラサラとした汗は、表の気・血が衰えた状態で現れやすく、桂枝湯《けいしとう》・柴胡桂枝湯《さいこけいしとう》・苓桂朮甘湯《りょうけいじゅつかんとう》・防已黄耆湯などの適応となるものでは、このような汗がみられます。

また、粘り気のある汗は裏熱（身体深部の熱）によるものが多く、麻杏甘石湯《まきょうかんせきとう》・白虎湯《びゃっことう》・大承気湯《だいじょうきとう》・黄連解毒湯《おうれんげどくとう》などの適応となる症例では、このような汗がみられます。

腹壁の皮膚温

腹壁の皮膚は発汗の有無や、着衣によっても左右されますが、数秒間同一の場所に手掌を置くことによって皮膚温の異常を知ることができます。人参湯《にんじんとう》や呉茱萸湯《ごしゅゆとう》などの太陰病期の心下痞鞕型に用いる方剤が適応となる症例では、心下痞鞕と共に心窩部の皮膚温が低下している例がよくみられます。また、当帰芍薬散《とうきしゃくやくさん》などの太陰病期・瘀血型の方剤が適応となる症例では、臍傍部や回盲部の皮膚温が低下していることが多いものです。

腸の蠕動亢進の有無

大建中湯《だいけんちゅうとう》が適応となる症例では、菲薄な腹壁を通して消化管がムクムクと動くのをみることがあります。また、腹壁上に手掌をそっと置いてみると、消化管内のガスの動きやこれに伴う蠕動の亢進を感じることができます。このような症候がみられる場合には、少陽病期であれば半夏瀉心湯《はんげしゃしんとう》が、太陰病期であれば大建中湯《だいけんちゅうとう》などが示唆されます。

胃腸のガスの多寡

腹壁上を打診することによって、腹腔内のガスの多寡を知ることができます。結腸の肝曲部や脾曲部にガスが多い場合には柴胡疎肝湯《さいこそかんとう》や理気剤（気を巡らす方剤）が適応となります。また、小腸ガスが多くみられる場合には半夏瀉心湯《はんげしゃしんとう》・甘草瀉心湯《かんぞうしゃしんとう》などの瀉心湯類が適応となります。打診所見に加えて、腹部単純X線撮影画像も参考になります。

腹力（腹壁のトーヌス）

腹壁上をくまなく手掌で押すことによって、腹壁の緊張度を評価します。著しく充実したものを5／5、中等度のものを3／5、著しく軟弱なものを1／5とし、それぞれの中間にあるものを4／5、2／5とします。

腹力は半表半裏や裏の気・血の状態を反映しているものと考えられており、この部の虚実の判定に有力な情報になります。

腹直筋の緊張

腹直筋の緊張状態を診察するには、**図2-11**のように、Ⅱ・Ⅲ・Ⅳ指の三指をもって、腹直筋の肋骨弓付着部から恥骨結合部までを順次押しながら、その全長にわたるトーヌスを診ます。

腹直筋のトーヌスの異常にはいくつかの型があり、この型により特定の方剤が強く示唆される場合があります（**図2-12**）。

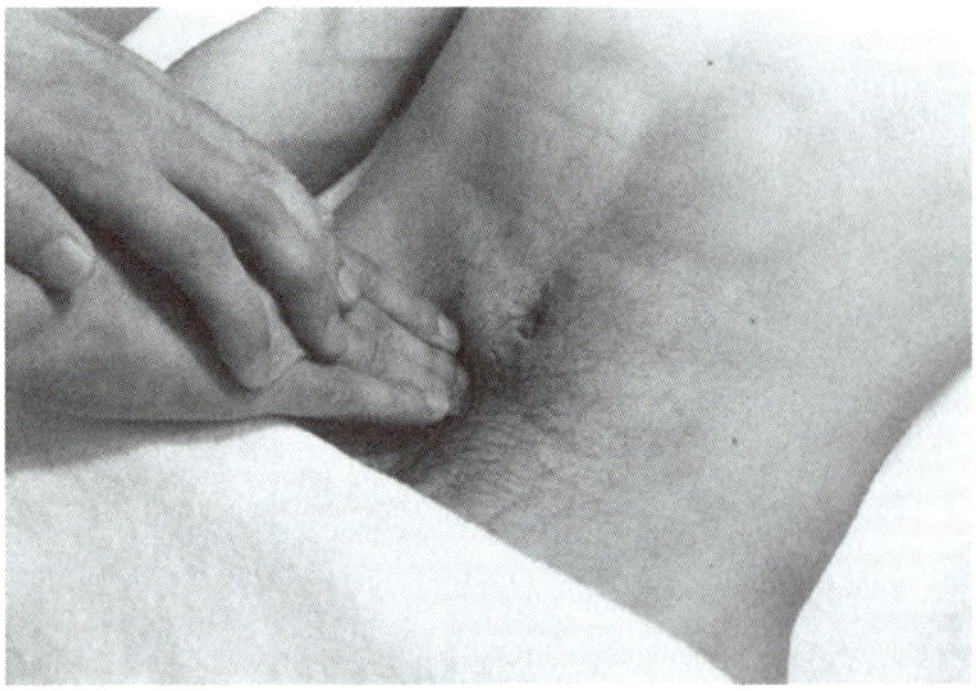

図 2-11　腹直筋の緊張の診察法

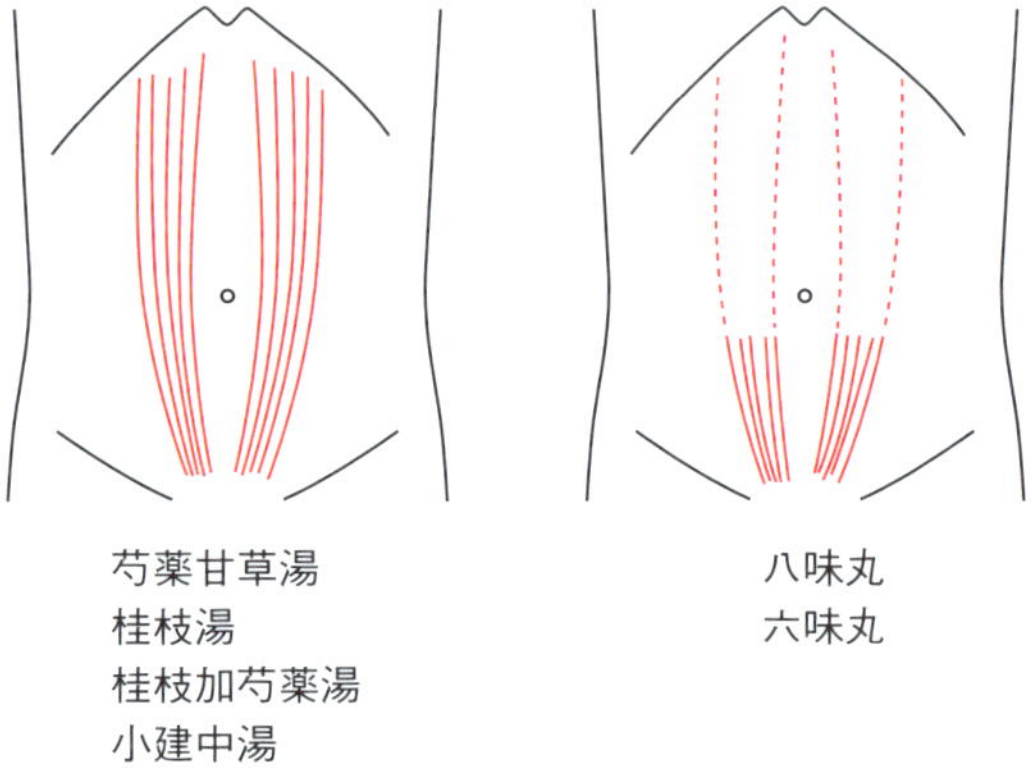

図 2-12　腹直筋の攣急のパターンと方剤

心下痞鞕

心下部の抵抗と圧痛を心下痞鞕《しんかひこう》といいます。これを診るには**図2-13**のようにII・III・IV指の三指を使って、胸骨剣状突起の下部から臍部に至るまでの正中部を圧迫しつつ抵抗や硬結を観察し、圧痛の有無を患者に問います。

心下痞鞕の範疇に入りますが、その局在や分布が特徴的であるものがあり、これらには特別な名称が与えられています。

痃癖《げんぺき》：患者を直立させた状態で心下部を三指で圧迫すると、胸内に放散する強い痛みを訴えるものをいいます。仰臥位では心下痞鞕がさほど著しく認められないにもかかわらず、立位で圧痛のみられるものを典型とします。この際、左肩胛骨の内縁に沿った痛みを示すものが多く、延年半夏湯《えんねんはんげとう》・大柴胡湯《だいさいことう》・呉茱萸湯《ごしゅゆとう》などを示唆する症候です。

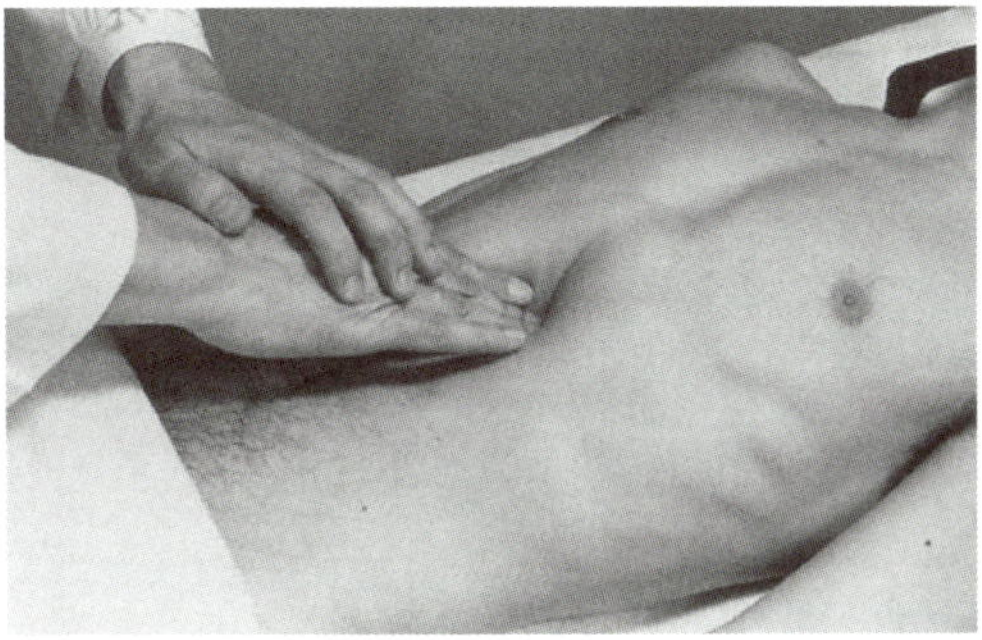

図 2-13　心下痞鞕の診察法

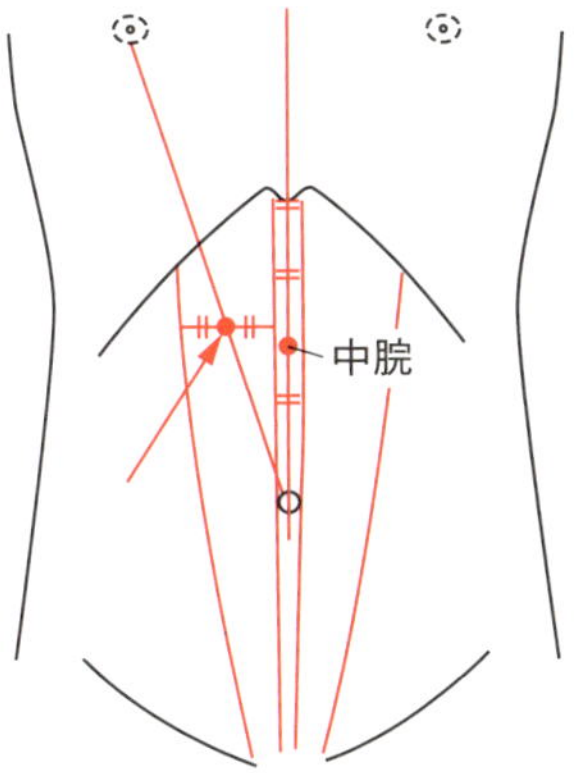

図 2-14　心下支結

心下支結《しんかしけつ》：正中線上の胸骨剣状突起と臍の中間点（中脘《ちゅうかん》というツボ）の圧痛を言いますが、これは柴胡桂枝湯証を強く示唆する兆候です。また、**図2-14**に示すように、臍と右乳頭を結ぶ線と右の腹直筋との交点付近にみられる筋の攣縮と圧痛も心下支結と呼びますが、これは良枳湯《りょうきとう》証で多くみられます。

心下硬《しんかこう》：圧痛を伴わない心窩部の腹壁にみられる局所的な筋の緊張亢進を心下硬と言います。高齢者の人参湯《にんじんとう》の適応病態でしばしばみられます。その範囲が特に広汎なものを心下痞堅と言い、茯苓杏仁甘草湯《ぶくりょうきょうにんかんぞうとう》・木防已湯《もくぼういとう》を指示する症候です。

胸脇苦満（季肋下部の抵抗・圧痛）

左右の肋骨弓周辺の重圧感・圧迫感と、肋骨弓下の筋の緊張と圧痛を胸脇苦満《きょうきょうくまん》と呼びます。すなわち、この症候は自覚的な要素（重圧感）と他覚所見（肋骨弓下の筋の緊張と圧痛）とによって形成されています。他覚的な所見を得るための手技を**図2-15**に示しました。

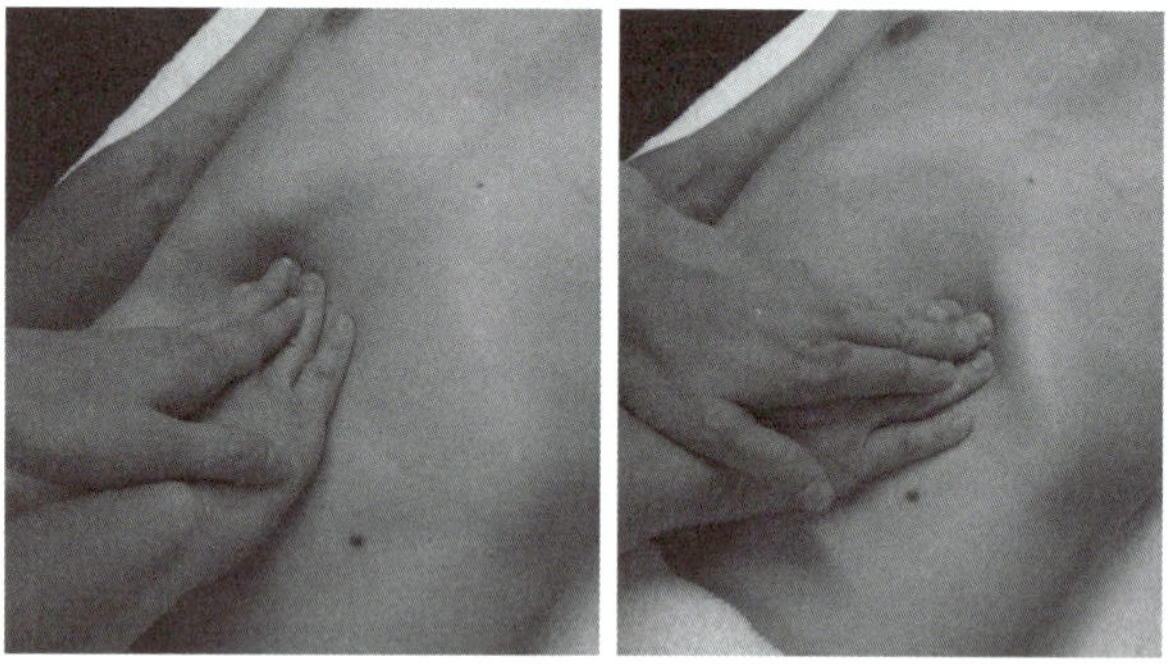

図 2-15　胸脇苦満の診察法

この症候は少陽病期・胸脇苦満型を決定する重要な症候です。大柴胡湯《だいさいことう》の適応病態で最も顕著にみられ、小柴胡湯《しょうさいことう》では中等度に、そして柴胡桂枝乾姜湯証では軽微になります。すなわち、実の病証では顕著に現れ、虚の病証では軽微になるのです。少陽病期・胸脇苦満型の各種の方剤と胸脇苦満と腹直筋の緊張の典型的な出現パターンを図2-16に示しました。

臍上悸（腹部大動脈の拍動亢進）

臍の上部の正中線上、またはやや左側に手掌や指頭を軽く置いた状態で触知する腹部大動脈の拍動を臍上悸《せいじょうき》と呼びます。腹壁の軟弱な症例では視診によってこの拍動をみることもあります。腹部大動脈はすべての人に存在するので、この症候は全症例にみられると思われがちですが、決してそのようなことはありません。臍上悸は、気逆に水滞を兼ねた病態に深く関連して現れる症候で、苓桂朮甘《りょうけいじゅつかん》湯《とう》・苓桂甘棗湯《りょうけいかんそうとう》・良枳湯《りょうきとう》・桂枝加竜骨牡蛎湯《けいしかりゅうこつぼれいとう》などの気逆の治療方剤が適応となる病証では、この症候を高頻度に伴います。また、

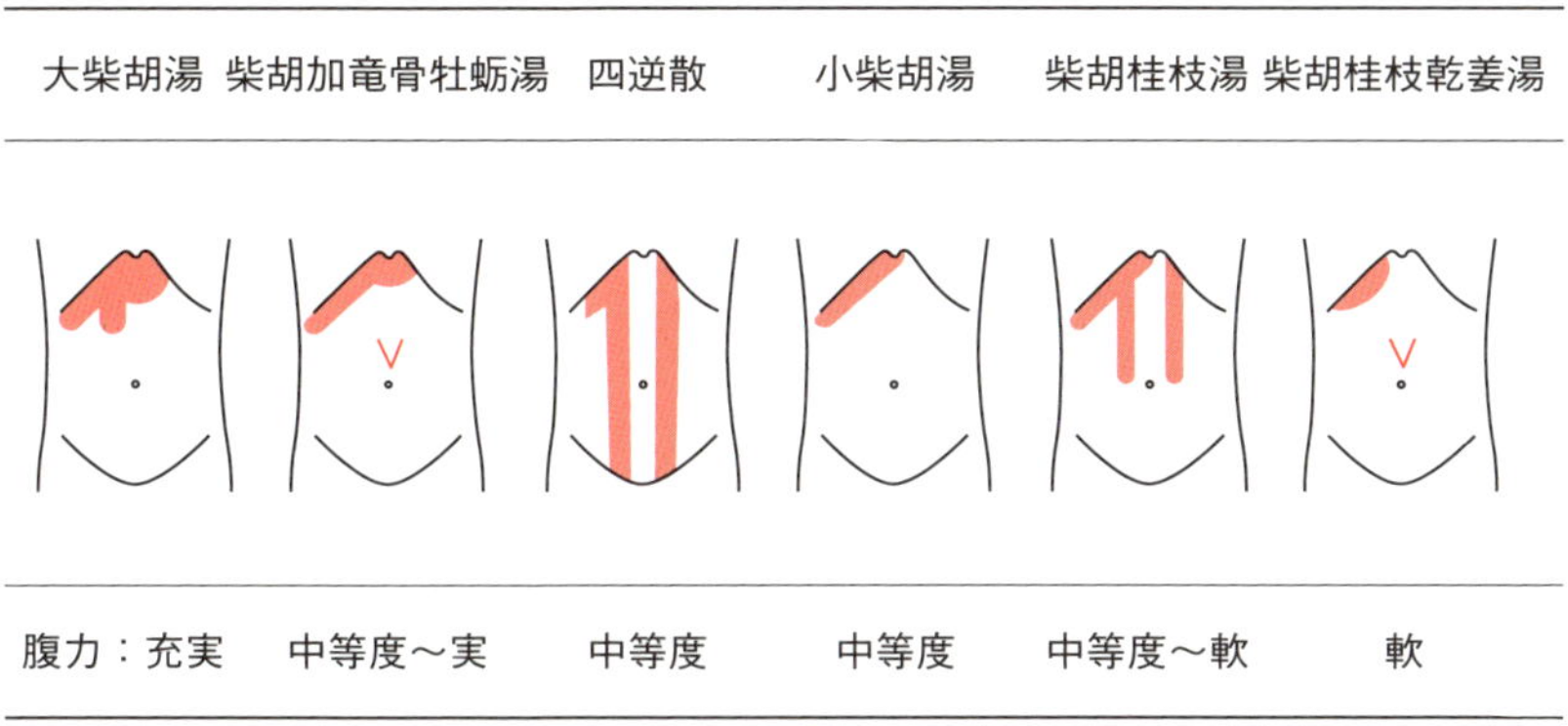

図 2-16 少陽病期・胸脇苦満型の方剤における胸脇苦満と腹直筋攣急の典型的パターン（✓印：臍上悸）

柴胡桂枝乾姜湯《さいこけいしかんきょうとう》・柴胡加竜骨牡蛎湯《さいこかりゅうこつぼれいとう》・加味逍遥散《かみしょうようさん》などの適応となる病症にもしばしば認められます。逆の見方をすると、この臍上悸があった場合にここに示した方剤を候補として考えるということになります。

胃部振水音(心窩部拍水音)

胸骨剣状突起と臍との中間部、あるいは臍周囲の腹壁を手首のスナップをきかせて軽く指頭で叩打した時に聴取する水の揺れ動く音を胃部振水音（心窩部拍水音）といいます。低緊張の胃壁・胃腔内の空気・胃液または十二指腸液が併存した状態で出現することが明らかにされています。（土佐寛順ほか：胃内停水の研究，日本東洋医学雑誌，三三巻二号：五三–五八，一九八二）

胃部振水音は心下部に水滞のあることを示す一つの症候で、六君子湯《りっくんしとう》・苓桂朮甘湯・二陳湯《にちんとう》・茯苓飲《ぶくりょういん》などの適応となる病症では高頻度に認められます。

小腹不仁《しょうふく・ふじん》

小腹とは、腹部の臍から下の領域のことです。不仁は内実の整わないことを意味しますので、この部の腹壁の緊張が他の部に比較して軟弱で、しばしば表在知覚の低下を伴う状態です（**図2-17**）。この症候は五臓のうちの腎の機能の衰えを意味しますので、八味丸《はちみがん》・六味丸《ろくみがん》・牛車腎気丸《ごしゃじんきがん》などが適応となる病症であることを示唆する症候です。

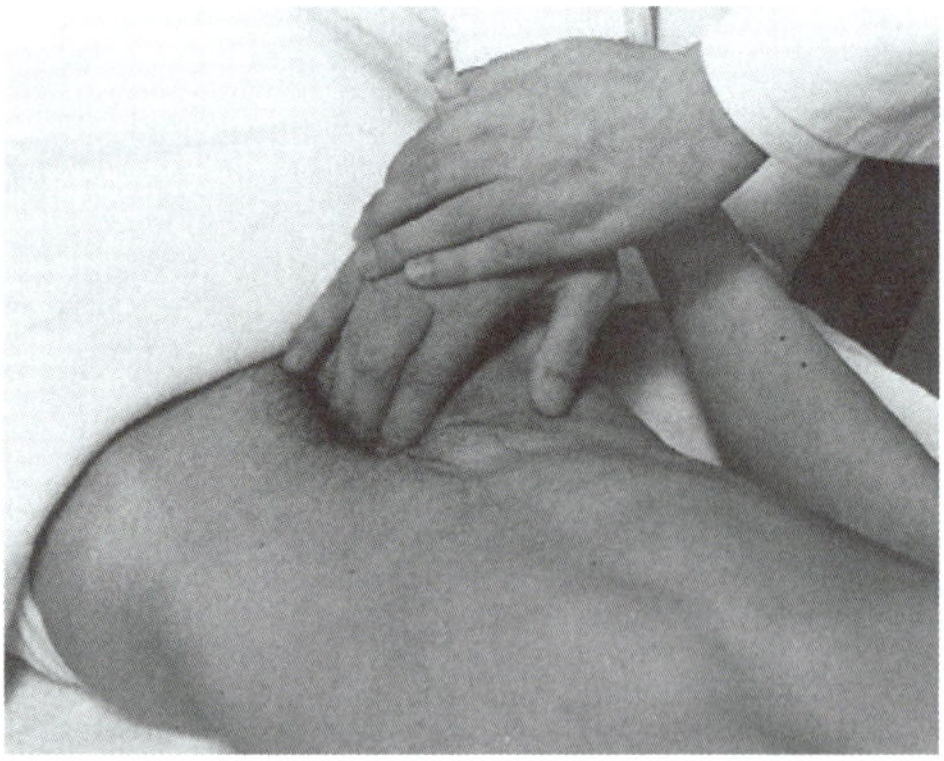

図 2-17　小腹不仁の診察法

臍傍部の抵抗・圧痛

図2-18に示すように、臍の斜め外方、約二横指の腹直筋上の点に筋の硬結を認め、この部を脊椎に向けて指頭で圧迫すると、放散する激しい疼痛を訴えるものを臍傍部の抵抗・圧痛と呼びます。瘀血《おけつ》病態の存在を示唆する重要な症候の一つです。陽・実であれば桃核承気湯《とうかくじょうきとう》あるいは桂枝茯苓丸《けいしぶくりょうがん》、陰・虚であれば当帰芍薬散《とうきしゃくやくさん》などが適応となる症候です。陰陽・虚実は脈診や腹壁筋の緊張度などから判断し最適な方剤を選びます。

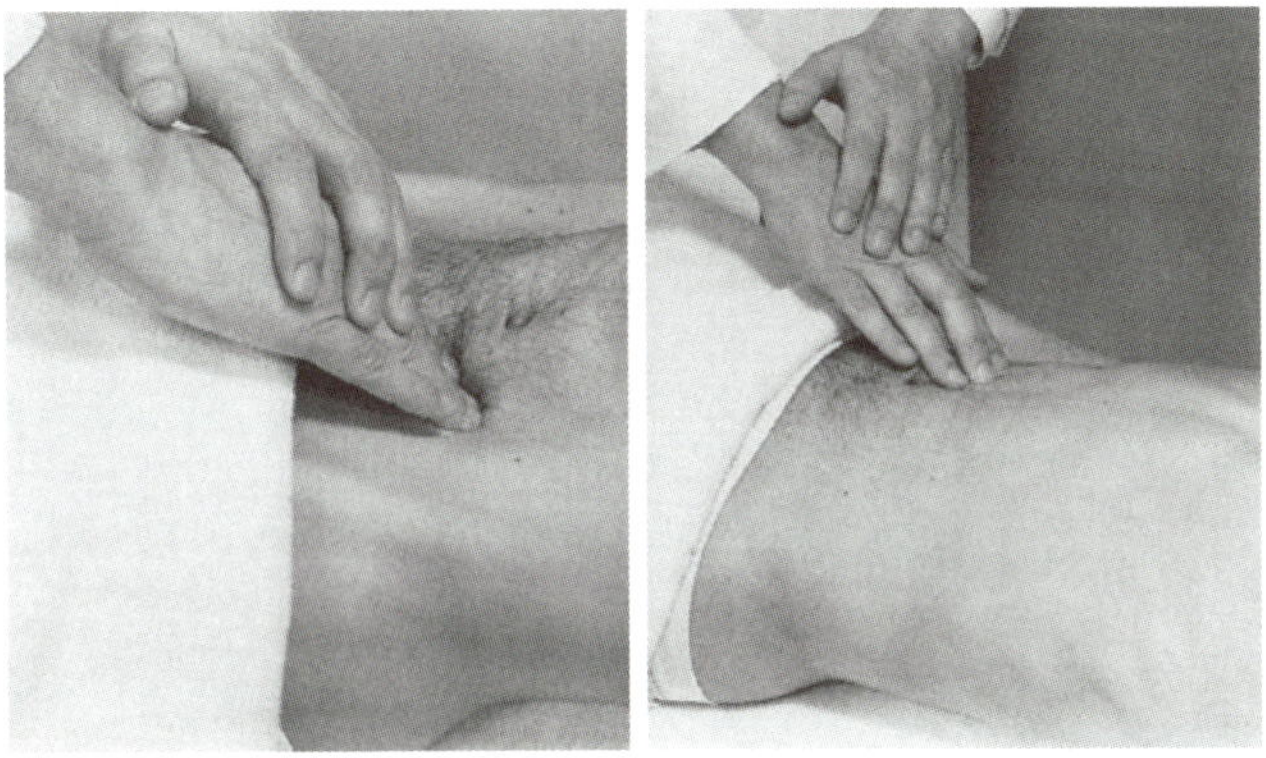

図 2-18　臍傍部の抵抗・圧痛の診察法

回盲部の抵抗・圧痛

回盲部を指頭で軽く触診した場合にみられる腹壁筋の硬結と、この部を圧迫した際に現れる放散痛を回盲部の抵抗・圧痛といいます。瘀血病態の存在を示唆する重要な症候の一つである。駆瘀血の方剤の中でも、大黄牡丹皮湯《だいおうぼたんぴとう》や腸癰湯《ちょうようとう》を強く示唆する症候です。

S状結腸部の抵抗・圧痛

左下腹部のS状結腸部を指頭で軽く触診した場合にみられる腹壁筋の硬結と、この部のS状結腸を擦過した際に現れる放散痛をS状結腸部の抵抗・圧痛と呼びます。瘀血病態の存在を示唆する重要な症候の一つで、駆瘀血の方剤の中でも桃核承気湯・芎帰膠艾湯《きゅうききょうがいとう》を特異的に示唆する症候です。陽で実であれば桃核承気湯《とうかくじょうきとう》証、陰で虚であれば芎帰膠艾湯《きゅうききょうがいとう》証です。

鼠径部の抵抗・圧痛

鼠径部の腸骨稜前縁を指頭で圧迫した際に圧痛がみられることがあります。この症候は、当帰四逆加呉茱萸生姜湯《とうきしぎゃくかごしゅゆしょうきょうとう》証を示唆する症候です。

症候発現のメカニズム

以上、腹部の診察法についてのアウトラインを記しましたが、これらの腹部症候がどのような機序で出現するのかは大きな疑問です。二〇二四年の時点で考えられる出現のメカニズムを神経解剖学や生理学を動員して考えたものを『漢方腹診考』[17]として出版していますのでご参照下さい。このメカニズムの解明には鍼施術によって圧痛や筋緊張が消失することを発見したことが土台になっています。

一例を挙げますと、胸脇苦満の季肋下部の筋緊張は背中の棘下筋の寺澤ポイントに鍼を一〇分間ほど刺入すると消失します。寺澤ポイントは頸髄の5番神経の支配領域ですが、ここからの抑制性入力が横隔神経（頸髄3・4・5番神経）の過緊張を解除し、横隔膜の緊張を緩めることによって自覚的な苦しい感じと肋骨弓下の筋緊張を緩めることが明らかになりました。また、呼吸機能検査で拘束性の呼吸障害が正常化することを明らかにしました。肋骨弓下を指で押すという操作が横隔膜を130%伸展させることを見出しました（**図2-19**）。胸脇苦満が見られる患者では肋骨弓下を押すと、過緊張状態の横隔

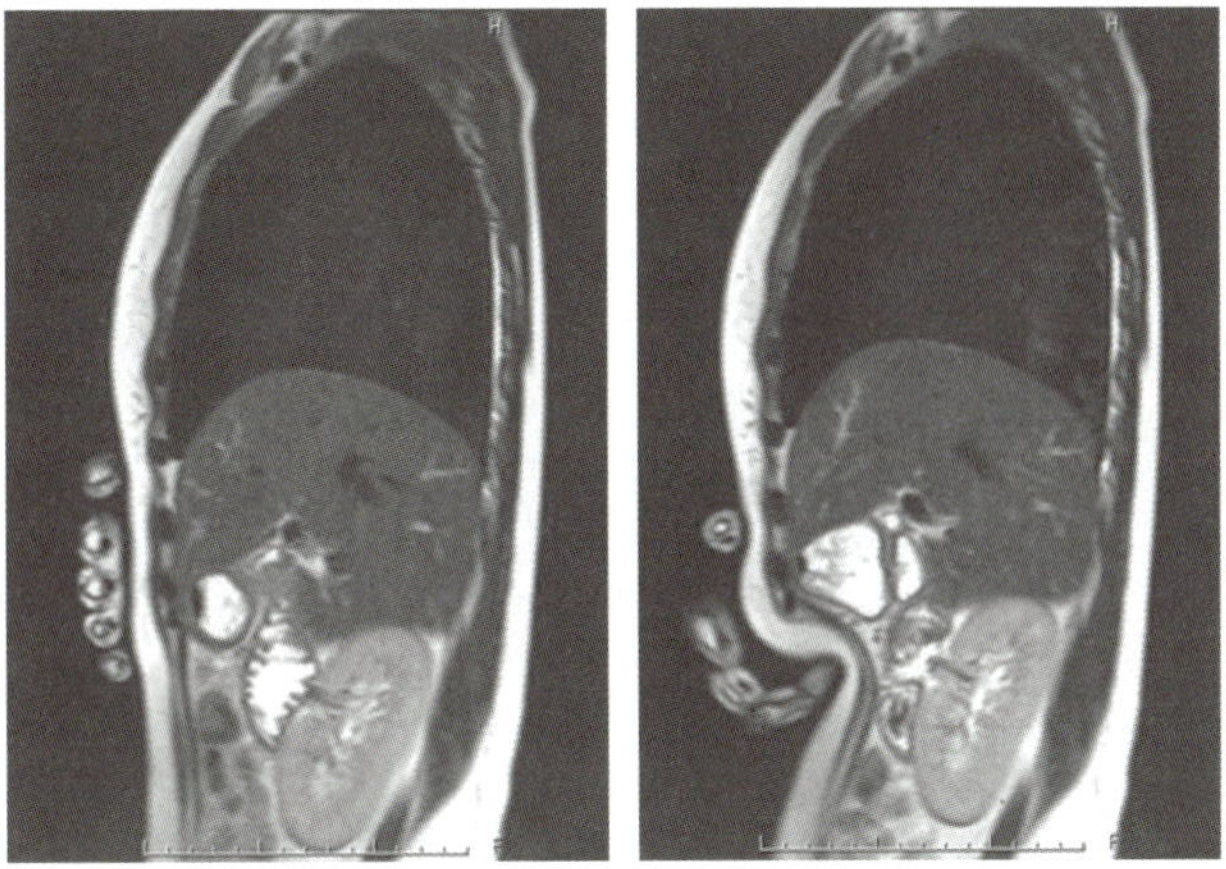

圧迫前　圧迫後

図 2-19　季肋下部の手指による圧迫で伸展した横隔膜

膜から上行性に障害信号が扁桃体にもたらされ、様々な情動の異常（怒りや攻撃性）が生じると考えています。

丁寧な診察は患者満足度に貢献する

これは本当にあった話ですが、尺骨神経障害と考えられる六二歳の男性患者さんが来院され、上記の一連の診察を行ったところ、「こんなに丁寧に診察してもらったことはこれまで一度もなかった」と感激の涙をポロポロと流されたことがあります。

確かに、大勢の患者さんに短時間で対応するには、このような丁寧な診察はできません。「内科に行ったけど、先生はパソコン画面ばかり見ていて、わたしの顔を見ようともしなかった」という不平不満を耳にすることは稀ではありません。若い医師の皆さんにはぜひ、触診の重要性を知っていただきたい。現実的な話をすれば、毎回の実行は不可能ですから、初診時と数か月に一回の丁寧な触診を実行するとよいのです。

症例

触診による腹部大動脈瘤の発見

約二〇年前のことですが、肥満体型の女性が高血圧と頭痛・肩こりを主訴に来院しました。お腹はガッシリとしていましたが、お臍の少し上の部分に腹部大動脈の拍動が触れます。やせて神経質な患者さんではこの臍のあたりの拍動を触れることがよくあり、漢方用語では「臍上悸《せいじょうき》」と呼び「気逆」という病態の一つの兆候です。

しかし、これだけ充実した患者さんで「臍上悸」を触れることは極めて稀です。そこで、もしかして「腹部大動脈瘤」ではないかと考え、CTスキャンを行ったところ、その通りでした。

すぐに血管外科に紹介したところ、「寺澤先生がお腹に手を当てただけで見つけた」と担当医が驚いていたと患者さんが報告してくれました。[18]

コラム

上部消化管内視鏡の際の看護師さん

自分の経験ですが、上部消化管内視鏡検査を受けている時に、看護師さんがやさしく背中を擦ってくださるのは非常に癒されます。手を触れることが、癒しや安心感を与える一つの証拠です。

それにしても、内視鏡をしてくれている消化器内科医はウソつきですね。「はーい、もうすぐ終わりますからね」と繰り返し言ってくれますが、デンスコの画像を見ていると幽門輪が見えており、まだ半分しか観察が済んでいません。

症例 下剤が有効であった悪心嘔吐

「南の温かい風を室内に入れたい時は、北の窓を明けなさい。」これは中国のことわざです。ある日、消化器内科から病棟への往診を頼まれました。患者さんは七七歳の女性で、四日前から「食物摂取ができない」ということです。午後一時に往診すると、患者さんはグッタリと仰臥しており、赤ら顔で、目を閉じて辛そうにしています。意識の混濁はありません。点滴静注のラインと鼻腔胃ゾンデが挿入されています。上部消化管内視鏡検査と血液検査には異常がなく、発熱、腹痛などもありませんが、大便が出ていません。そこで腹部の触診をすると腹壁筋の緊張度は良好で、回盲部の圧痛が見られます。これは大黄牡丹皮湯《だいおうぼたんぴとう》の証です。そこでツムラのエキスを通常では一日に3包分3ですが、倍量の2包をすぐに服用してもらいました。

わたしの外来診療が午後四時三〇分に終了しましたので、再度病棟に行くと、驚いたことに患者さんはベッドに座っており、鼻腔胃ゾンデも点滴静注ラインも外されています。大黄牡丹皮湯を服用してわずかに三時間。この間に何が起こったかというと、服薬後、急に便意を感じてトイレに行ったところ、ビックリするような大量の便が出たそうです。そして気分が爽快になり、お茶がほしくなって飲んだそうです。念のため、同じエキス剤を一日3包／分3・毎食前で服用して貰い、三日後に退院しました。わたしの外来診療の予約を二週間後に入れました。

元気で来院しましたので、「もう大丈夫ですね。クスリはやめましょう」と言ったところ、患者さんは「もうしばらく飲ませて下さい。盲腸のところを押すとまだ少し痛みがあるのでクスリを飲みたい」とのこと。ご希望に沿いましたが、自分で自分の体と向き合う姿勢には教えられるものがありました。

この症例は、回盲部付近に「宿便」があり、イレウスに似た病症であったと推測しています。「食物摂取ができない」という症状は、上部消化管の異常とは限らないという「新たな医療」への一つのヒントをいただきました。

参考文献

〔17〕寺澤捷年：漢方腹診考～症候発現のメカニズム．あかし出版．東京．二〇一六
〔18〕寺澤捷年ほか：腹診により腹部大動脈瘤を診断しえた二症例．日本東洋医学雑誌．六八巻二号．二〇一七．一六五–一六七

第6節

縦割り医療の弊害は国民に行き渡っている

縦割り医療の弊害が国民に行き渡っていることを実感することがあります。和漢診療科での診察は漢方の手順によって行われます。脈診し、仰臥位でベッドに横になってもらい腹部の診察をします。主訴が頭痛であれ、喘息であれ、腰痛であっても「証」を決定するには腹部の診察が必須なのです。ところが、先日、眼科からコンサルトされた眼球部の痛みの女性患者さん（二八歳）が来院されましたので、初診時の問診を行った後に「それではベッドに仰向けに寝て下さい」とお願いしましたら、怪訝そうに「先生、わたし、お腹でなくて目が痛むんです」というのです。目の痛みを治すのに、なぜお腹を診るのか？　人間の体を部品の寄せ集めのように考えており、この考え方は深く国民に行き渡っていると実感しました。

大学病院をその典型としますが、診療科は実に多くの部門に分かれています。わたしが医師となった一九七〇年、千葉大学医学部の内科は第一内科と第二内科の二つしかありませんでした。現在では、内科領域だけでも、一〇を超える診療科に細分化されています。なぜわずか半世紀でこのようなことになったのでしょうか。それは医学領域での科学的研究が進歩したからです。呼吸器、循環器、消化管、肝臓、膵臓、腎臓、甲状腺、内分泌、脂質代謝、糖尿病、脳神経、膠原病、血液など臓器別あるいは領域別の研究が先鋭化し、専門家が専門領域に限って研究の対象となる症例を集めるという動きに連動した必然的な結果なのです。医学は学問なので、専門分科していくのは必然であり、それ自体は決して悪いことではありません。しかし、「医療」は、この学問を利用し、知恵を統合しながら、縦割りを横断的に統合して行う行為です。医学と医療は別の概念ですから(本章七節を参照)、医療の実践においては、専門家の力を、いかに上手に借りるかを考えることになります。

縦割りが進むと、処方される薬が増える傾向にある

しかし、この細分化に伴う不都合からわたしたちは目をそらしてはなりません。高齢社会を迎えた現在、一人の人間が抱える不具合は単一ではありません。

そこで現実に起こっている問題は、各診療科から処方されるクスリの数が増加する一方、ということです。すべてのクスリを服用すると胃腸の調子が悪くなるので、患者さん自らが、この多数のクスリのいくつかだけを選んで服用しているという困った事態が現実に起こっています。そもそもクスリは一つ一つの有効性と安全性が厚労省によって審査され、市場に出ますが、複数のクスリを同時に服用した場合の安全性や有効性は評価の対象となっていません。つまり、現在の縦割り医療では「クスリの効果は足し算的に得られる」という前提のもとになされており、その効果と安全性を検証した研究はないのです。

この現状を改善するには、「かかりつけ医」が、キャプテンの役目を果たし、何が今、この患者さんに

とって重要なのかを見極め、問題に優先順位をつけて、必要最小限のクスリで対処する必要があります。

英国の「家庭医」制度はこの面からすると理想的といえますが、居住する地域の「家庭医」にかかることが義務化されている点で国民からは不評であると聞いています。一方、日本では患者の自由意志でいろいろな病院の専門科に容易にアクセスできます。英国と日本、この両極端に位置する二つの型に折り合いをつけるのが理想的な医療の形態であろうと考えます。つまり、個人の自由意志を尊重しながら、しかもキャプテンの役目を果たす医師を基軸に医療を展開してゆくということではないでしょうか。

そして、各々の専門医は投与するクスリについて、連絡し合うことが必要です。診療機関や診療科の間に「相互不可侵条約」が暗黙の裡に結ばれていることはないのでしょうか。もしあるとすれば、その垣根を低くする努力が必要です。総合診療科もこの縦割り医療の欠点を補う意味で今後さらに発展していただきたいと考えています。

ただし、ここで指摘しておきたいことは、患者さんの欲が絡んでいて、「あれもこれも治したい」、「クスリを多く服用するとすべてが良くなる」という誤った考えがある、ということです。このような老人を改める国民への教育が必要だとわたしは考えています。大切な国民皆保険制度を守ることにもなります。

医薬分業の目的が果たされていない

一九九七年頃から始まった院外処方箋による「医薬分業」は順調に実行され、院外処方率は、二〇二二年の統計によると79・1%まで拡大しています。日本薬剤師会のHPを見ると、「医薬分業はたしかに〝二度手間〟ですが、その〝二度手間〟こそが患者さんの安全を守り、最小の薬剤で最大の効果を上げることで、薬剤費の適正化にも役立っているのです。」と記されています。しかし、調剤薬局は複数の医療機関あるいは診療科からの処方箋を、全体的に見渡して、安全性を確保してくれているでしょうか。「最小の薬剤で最大の効果を上げる」ことに具体的にどのように取り組んでいるのでしょうか。疑問です。

この問題の解決は容易ではありません。その理由は医師の「処方権」とのせめぎ合いが壁となっています。また医師同士の間にも「相互不可侵」の暗黙の了解があるからです。これからの日本の医療をより良いものにしてゆくには、互いの信頼関係の中で、意思の疎通を図ることが具体策として提案できます。それが広く国民の利益に繋がるわけで、医療界全体に課せられている大きな課題であると、わたしは考えています。繰り返しになりますが、その際に国民一人一人が多くのクスリを求めるという風潮を修正する必要があります。

縦割り医療の弊害

縦割り医療で、患者さんが複数の診療科を受診していることは稀ではありません。困ったことに、内科医であるわたしを受診した際、その患者さんは皮膚科を受診していることを言いません。

症例

危うい思いをした皮膚疾患

六五歳・男性の患者さんです。初診時の主訴は心窩部不快感と食欲不振でしたから、腹部の触診をし、上部消化管内視鏡検査などを施行しました。ところが初診から二年程経過した時に、患者さんはズボンを脱いで「ここの皮疹ですが、皮膚科に通っているが治らない」と初めて左大腿部前面の皮膚を見せてくれました(**図2-20**)。消化器症状に目をうばわれ、下腿の皮膚病変に気づかなかったことをわたしは反省しています。「皮膚科に通院中なのだから、皮膚科に任せておけばよい」という縦割り是認の意識がわたしの心の中にあったことも確かです。

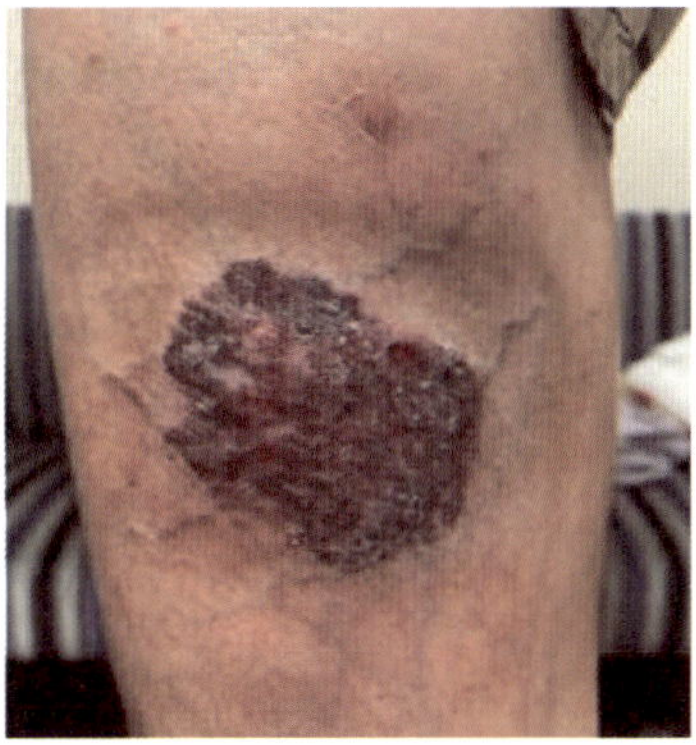

図 2-20　皮膚病変(ボーエン病)

皮膚科の知識には乏しいので、この写真を友人の皮膚科医にE-mailで送信して助言を求めたところ、ボーエン病が疑わしいとのことでした。現在受診中の皮膚科医に差し戻していたのでは失礼ですし、時間もかかりそうなので、わたしから直接、大学病院の皮膚科に紹介しました。

組織生検の結果、ボーエン病と確定し、皮膚病変部の切除と皮膚移植が行われ、順調に経過しています。相談に乗ってくれた皮膚科医の名前を記したいと思いましたが、「この業界は狭いので名前を出さないで」と辞退されてしまいました。

この症例のように、患者さんが勝手にフィルターをかけて、これは眼科の先生に、これは皮膚科の先生に、ひどい場合には同じ内科の中でも糖尿病センターに通院中であることも、わたしには申告してきません。そのつもりで、初診患者さんと向き合わないといけないのです。

第7節 木を見て森を見ず——還元主義の宿命

米国の近代医学の基礎を築いたオスラー博士[19]は一八九二（明治二二）年の「専門化」と題する講演で、「今日の医学はいよいよ分化し、専門化する段階に入ったことを強調したい。しかし医学の専門化には非常な危険が伴うことを警告したい。すなわちわれわれの持つ臓器の一つ一つは孤立したものではなく、全体の一部であるから、狭い部分的なものをただ深く掘り下げていって全体をみることを忘れると、大きな過ちをおかすことになる」と注意しています。

この警告は二〇二四年の現在、医療の現場では一層現実味を帯びていますが、それにもかかわらず西洋医学の領域では専門分化が進む一方です。そこでこの宿命とも呼べる必然性について考えてみます。

1．繰り返しになりますが、「科学」は分割することによって真理に迫ろうとする還元主義であって、分割・細分化に限界はありません。

2．また、医学を進歩させるための先鋭的な研究に投入できる人的資源と研究費には限りがありますので、特定の狭い領域に集中しなければなりません。

3．研究領域を特化・先鋭化し、新たな研究成果を挙げなければ一流の研究誌に採択される業績は出せません。これは研究費も獲得できないことを意味します。

4．臨床の領域でも臓器別に特化し、研究実績（手術症例数や治療成績など）を挙げ、これを公表しなければ社会的評価が得られず、研究費も獲得できません。各種専門医制度の出現もこれに拍車をかけています。

5．以上のことは還元主義の持つ宿命であり、細分化は今後ますます進むものと考えられます。

標的治療を見直す

この点について、わたしの学友である辻正徳先生から本書のためにコメントが寄せられましたので以下に記します。辻先生は虎の門病院で骨髄移植を多数例実施したがん治療の達人ですが、ある日、漢方の存在を知り、虎の門病院を辞職して、わたしどもの病院に漢方の勉強に来て三年間を過ごしました。その後はまた静岡がんセンターに異動しましたが、二年前から再び漢方の臨床に軸足を移し、現在は静岡県の医療法人社団真養会田沢医院の内科・漢方内科で活躍しています。

「西洋医学の方向性に関しては、がん領域だけでなく、自己免疫疾患やアレルギー疾患などでも、遺伝子異常や異常細胞の表面抗原、small molecule に対する標的治療が進んできております。たとえば肺癌などに関しても、遺伝子異常のパネル検査ができるようになり、それぞれの遺伝子異常に対する治療薬の選択のアルゴリズムができつつあります。しかし、がんに関しても、単一遺伝子の異常で生じているわけでなく、現時点では、もぐらたたきのようである（ただし、以前よりも当たる確率が上がっているため、生存期間の延長が望める）ように見受けられます。

Targeted therapy（標的治療）により既存の治療に対する副作用は確かに少なくなっているものの、病的細胞のみがそれらの標的を有しているわけではないので、既存の副作用とはまた違った副作用がみられるようになってきております。

ノーベル賞受賞者の本庶佑先生が発見されたPD-1の阻害薬に関しても、制御性T細胞の抑制などを行うことでがんに対しては一定の効果を認めますが、副作用として自己免疫疾患が出現することが知られており、一部ではそれにより致命的な転機に至ることもあります。

さらにこれらの治療に関しては、莫大な費用がかかる（ある分子生物学的治療法に関しては、数千万円）こともあり、今後の医療保険制度を維持できるかどうかに関しても不透明です。

西洋医学の治療に関しては、ターゲットとなる異常を見つけ、それに対して合う治療を行うことを繰り返しているように、どんどん分子遺伝学的なミクロの世界に移行してきており、そうなると、アルゴリズムさえ形成できれば、人間が考えなくてもＡＩでも治療ができるのではないかと考えるに至りました。

漢方医学に関しても、一定の症状から、ＡＩでもある程度までの方剤決定に導くことは可能かもしれませんが、人間全体を見る（心身一如）という観点では、身体的＋精神的な側面、特に精神面をどこまでこれらでカバーできるのか、に関してははなはだ疑問です。本来あるべき姿（中庸）に戻す力は、生物が本来有しているものであり、漢方医学的な考え方が現在の歪んだ環境を見直すきっかけになれば、と考えています。物質的には貧しくとも心豊かであるのが、昔の日本人ではなかったのかな、と思ったりもします。西洋にかぶれてしまったことで、大切な何かを見失ってきたように最近つくづく感じております。西洋医学がダメではないと思うのですが、東洋医学もまだまだ捨てたものじゃなく、むしろ健康にいるためには中庸をめざすべき、そのためには東洋医学的な発想が、特に予防医学や栄養療法には必要だと思いますし、リハビリに関しても、合気道などの武術の体の動かし方が理に適っているといわれています。

西洋人には西洋人に合った医学、東洋人には東洋人に合った医学がそれぞれ必要で、まだまだ、古来の日本のものはその価値を見直すべきところが多いと思います。」

参考文献

〔19〕日野原重明：医学するこころ・オスラー博士の生涯（岩波現代文庫）．岩波書店．東京．二〇一四．一一七‐一一八

第3章

漢方と科学を考える

第1節

漢方と医学の歴史

世界や日本の歴史を知ることは「人間力」の一つの要素です。そこで、日本の「医学の歴史」の要点を記してみましょう。日本の医療は、西洋科学的思考とは江戸時代中期までは何の交流もなかったことが分かります。なお詳しいことは小川鼎三先生の『医学の歴史』[20]をお読み下さい。ここではエッセンスのみを記します。

現在の日本で医学・医療と言うと、西洋からもたらされた医学が主流ですが、それは明治維新（一八六八年）以後のことです。それ以前は、少なくとも一五〇〇年間にわたって日本の医学・医療を支え国民の疾病治療を担ってきたのは『大同類聚方《だいどうるいじゅほう》』に代表される「和方」と中国から伝来した医学・医療でした。この漢方治療の源は古代中国で形成されたものですが、その後の日中の文化交流、すなわち仏教の伝来（五五二年）、遣隋使、遣唐使、日宋貿易、日明貿易、日清貿易などによって、中国大陸で発展を遂げた医学がその都度移入されてきたのです。平安時代に丹波康頼が著した『医心方《いしんぽう》』（九八四年）は国宝に指定されていますが、その理由は日本に現存する最も古い医書で、引用されている当時の中国の医書の多くが散逸して中国にも日本にも現存しないからです。

最近の考古学的知見によりますと、この中国医学は紀元前二世紀にその萌芽をみることができます。たとえば一九七二年に発掘された馬王堆漢墓（紀元前一八六年）の副葬品には生薬を複数組み合わせた処方が記された帛書《はくしょ》（絹の布に墨で記された文書）が出土しているのです。

日本で特に重要視されている古典は紀元前後に成立した『黄帝内経《こうていだいけい》』と三世紀の初頭に張仲景によって記されたとされる『傷寒論《しょうかんろん》』と『金匱要略《きんきようりゃく》』です。特にこの二つの古典は一八世紀中葉に日本で起こった医療ルネッサンス（古典回帰）の対象となった医書で、吉益東洞[21]（一七〇二-一七七三）はこれらに基づき「万病一毒論」と「方証相対論」という日本独自の医療論を展開しました。

他方、江戸幕藩体制における医学は明への留学僧によって移入された金・元医学が主流でしたが、この学問の流れは曲直瀬道三《まなせどうさん》（一五〇七-一五九四）によって形成されました。漢方という用語は一八世紀にオランダ医学（蘭方）がもたらされたので、この西洋の医術と区別するために用いられはじめたと考えられます。杉田玄白らがオランダ語で書かれた解剖学書「ターヘルアナトミア」を苦労の末に翻訳し『解体新書』として出版したのは一七七四年のことでした。西洋から伝来した外科学も長崎の出島を通じて日本に伝わりましたが、この西洋外科術と漢方を併用して全身麻酔下に乳癌の摘出に成功したのが華岡青洲で一八〇五年のことでした。青洲は吉益東洞の息子の吉益南涯の弟子です。青洲は今日でも用いられている抗菌作用や肉芽増生作用のある軟膏や漢方薬の開発も行っています。

こうして考えると、近代西洋医学が基盤としている還元主義以前の解剖学や外科手術法を上手に取り入れていたことが分かります。一方、漢方は複雑な病的状態を慎重に観察し、どの漢方方剤が適応となるかを「証」にまとめ上げるという方法論を経験知によって積み上げてきたわけです。複雑な生体の反応を「証」に収斂させていくという手法は、分散する宿命を持つ還元主義とは異なった医学体系であるわけです。

こうして日本の漢方は明治維新を迎えるわけですが、近代日本の医学制度はあくまでも軍制（軍事制度）の中に組み込まれ、その結果、戦場において役立つ医療という視点から、漢方は全く無益なものと排除されたのです。[22]

漢方は単なる経験知の集積ではない

漢方の「思考の枠組み」の最大の欠点は、コレラや赤痢などが伝染性の疾患であることまでは分かっても、その病原菌を特定するという考えも手法も持たなかったことでしょう。これでは千年経過しても単なる経験知の集積でしかありません。しかしこの経験知は複雑・雑多な自覚的・他覚的症状を「証」に収斂することによって問題解決を図ります。この方法論こそが、物事を分割して解決しようとする還元主義では対応できない様々な疾患を治療するという点で、今となっては貴重な日本の文化遺産なのです。

明治時代の末期、絶滅状態にあった漢方の価値を認めた和田啓十郎[23]は『医界之鉄椎』（一九一〇年）を著し、この書物に啓発された湯本求真は『皇漢医学』（一九二七年）を著しました。さらに吉益東洞の学統を継ぐ奥田謙藏、幕末の名医・浅田宗伯の学統を継ぐ先輩によって、現在のわたし達にその伝統を繋いでくれたのです。

東洋医学と西洋医学の分岐点

一方、欧州の医学はギリシャ医学に始まりますが、エジプト文明やメソポタミア文明の影響を受けて成立したとされています。ヒポクラテス（紀元前四六〇–三七〇頃）が有名です。ローマ帝国時代を含め用いる薬剤は主として薬草でした。この点で東西の医学は共通しています。また、液体病理学を基本に据えていた点でも共通するものがあります。東西の医学が大きく乖離したのはヴェサリウス（一五一四–一五六四）による人体解剖学の普遍化、顕微鏡の発明、そして薬草中の化合物の単離・合成技術、病理学、細菌学が発展したことです。薬剤も薬草から抽出した単一の化合物になっていきました。これらの「自然科学的思考」を医学の基盤に据えるようになったのは一九世紀末のことでした。細胞病理学を確立したウィルヒョウ（一八二一–一九〇二）、細菌学者ロベルト・コッホ（一八四八–一九一〇）などの研究成果が臨床医学の基礎となったのです。米国ではこれより少し遅れて、オスラー[13]（William Osler, 一八四九–一九一九）の頃になって、確立したものとわたしは考えています。

明治以降の漢方医学の歩み

話を漢方に戻しますと、明治維新政府は日本の近代化にとって漢方は無益であるばかりでなく近代化を阻害するものと考えました。新たに医師となる者は物理学、化学、ドイツ流の内科学、外科学などを学ぶことが医師資格試験の制度となったのです。当然、漢方を信奉する医師達はその存続運動を起こしましたが、第八回帝国議会（一八九五年）により存続の請願は否決されました。[22] 幸いなことは医師免許を取得した後に漢方治療を行うことは禁じなかったことです。また薬剤を規定する『日本薬局方』には当時から生薬が収載されており、二〇二四年の現在では約二〇〇種の生薬が収載され、その多くが医療保険制度の中で使用することが可能な状況にあります。なお、二〇二四年の時点で保険薬価収載の「漢方エキス製剤」は一四七種類ですが、この薬価収載は一九七六年に大幅になされたものです。

参考文献

〔20〕小川鼎三：医学の歴史（中公新書）．中央公論新社．東京．一九六四
〔21〕寺澤捷年：吉益東洞の研究．岩波書店．東京．二〇一二
〔22〕寺澤捷年：明治維新・漢方撲滅の実相．あかし出版．東京．二〇二一
〔23〕寺澤捷年：和田啓十郎・漢方復興不屈の魂．あかし出版．東京．二〇二一

第2節

還元主義と複雑系

西洋医学の基盤となっている「科学」は還元主義に基づいて成り立っています。これは複雑な物事で

も、それを構成する要素に分解し、それらの個別（一部）の要素だけを理解すれば、元の複雑な物事全体の性質やふるまいもすべて理解できるはずだ、と想定する考え方です。しかし、わたしは臨床医の立場から、「分解すれば総体が分かる」というのは幻想に過ぎないのではないかと考えています。

歴史的に見ると還元主義は生物学においてゲノム解析や、ｉＰＳ細胞などめざましい発展をしていますが、皮肉にもこれらによって、生物システムの複雑さに対しては還元主義が非常に不十分な手法であることが明らかになってきたのです。生物の複雑さに対しては、より統合されたアプローチである多元主義が重要だと考えられるようになっています。[24][25]

さらにわたしが指摘したいことは、科学は心（精神）と体を分離したものと仮定して、物質的側面のみを研究の対象としていることです。これでは人間を扱う臨床医学をすべて科学的に行うことはできません。

これに対して漢方は心身一如の立場から、複雑な生体情報を「証」に収斂させ、漢方薬という複雑系の薬剤でこれを治療する「思考の枠組み」ですから、漢方は科学的でないという指摘は正しいのです。しかし科学とは別の「思考の枠組み」ですから、還元論の基準を絶対視して、漢方を排斥するのは全くの誤りです。

漢方無効論に対する反論

「漢方は効かない」と主張した高橋晄正先生（東京大学物療内科）の主張に対して、村上陽一郎先生（東京大学先端技術研究センター）は次のように反論しています[26]。

「しかし、わたしにとって最大の問題と思われることは、高橋先生が、西欧医学における『病気』の概念を前提にした上で、そうした『病気』に対して漢方薬が無効であることを証明するために、二重盲検法を採用し、コントロール（実験における『対照』群）、投与量の限定、投与時間の規定などの方法を使って実験を行っておられることだった。つまり、そこでの病気の概念化と検査法は、完全に西欧の近代的なパラダイムの内部のものであるという点である。というのも、本来は、漢方薬はそれなりの社会的セッティングがあって初めて投与されるものであり、また投与後何時間後に血中濃度がどのようになるか、というような問題意識で投与されるべきではない。もともと西欧的な意味での病気の同定法もなく、したがって、西欧的に区別された一つ一つの病気を治癒するために投薬するという至極明白な目的は、漢方の中にはない。

これはAとBという二つの体系の黒白を決めるのに、Aの価値基準をBにまで応用してしまう、という場面に非常によく似ている。Aは普遍的であるから、その中にビルト・インされた価値基準やそれを確かめる方法を、科学とは異なる対象にも提供して構わない、という自負の現れであろうが、方法論としては論点先取的であることを免れない。」

漢方と科学は、言い換えると人間存在をアナログで捉えるか、デジタル化して捉えるかの相違と考えることができます。たとえば当帰四逆加呉茱萸生姜湯《とうきしぎゃくかごしゅゆしょうきょうとう》が適応になる患者さんは手足末梢部の冷えを主訴に受診することが多いのですが、同時に頭痛や腹痛を現し、易怒性が隠れており、顔面の発作性紅潮、既婚の女性では陰部に痛みを感じて夫婦生活が辛く、脈が細く緊張しており、両側鼠径部の圧痛と痛覚過敏が見られるという一つの形を現します。前述の村上陽一郎先生の言う、「西欧の病気の概念」とは異なった病症の認識法なのです。そこで、臨床の実際においては、この形ではないかと考え、問診や腹部の触診を行い、その「直観」を確かめることになります。心身両面の要素を併せ持った一つの症候複合（パターン認識）として診断を行う経験知が漢方の「思考の枠組み」と言えます。部分に現れる症候を全身の問題として考えるということでもあります。

結論的に言うと、東洋と西洋の二つの「思考の枠組み」の共存と有機的な連携を図ることが医療人の採るべき態度ではないでしょうか。そしてこの二つを有機的に活用する「日本型の医療システム」を作り上げていきたいとわたしは考えています。

●参考文献

〔24〕Van Regenmortel MHV : Reductionism and complexity in molecular biology. Scientists now have the tools to unravel

biological and overcome the limitations of reductionism”. EMBO Rep 5（11）: 2004. 1016–1020. PMID : 15520799
〔25〕Kitano H : Systems Biology : A Brief Overview. Science 295（5560）: 2002. 1662–1664. PMID : 11872829
〔26〕村上陽一郎：文明のなかの科学．青土社．東京．二〇一二．二二五–二二六

コラム

直観こそが生命の本質を捉える

哲学者の沢瀉久敬先生はフランスの哲学者ベルグソン（Henri-Louis Bergson，一八五九–一九四一）の言葉を紹介していますが〔1〕、その中で「分析的方法に対して直観的方法がある。生命は直観によってでなければ十分には把握できない。」と記しています。さらに沢瀉先生は「漢方は体内の変化を体表で認識する素晴らしい医療技術であり、漢方をどこまでも深めていくことが重要である」と記しています〔1〕。

参考文献

〔1〕澤瀉久敬：医学概論　第三部・医学について．東京創元社．一九五九

第3節

漢方は効くのか？　その有効性の評価

漢方薬の有効性をめぐって

漢方のパラダイムの論理を理解し、実際の臨床に応用すると漢方薬は驚くほどの効果を発揮します。特に生命力そのものが衰えた病態では西洋医学的には有効な手立てがありませんから、漢方が活躍する分野といってもよいでしょう。

ただし、最も適切な漢方薬を選択するにはそれなりの努力が必要です。陰陽虚実の属性の判断、気血水の異常の見極めなどのプロセスがありますが、初心者は試行錯誤によって正解にたどり着くという方法を用いてもよいと考えています。

症例報告の重要性

漢方の経験知の中で貴重なものは症例報告です。一例報告でも、漢方と西洋医学の臨床所見を記述し、後世に残る論文を蓄積するのが良いと考えます。良質な精神・身体的所見と有効であったと考えられる漢方薬の経験が蓄積されると、近い将来、ＡＩによるアルゴリズムが導かれる可能性があるからです。

ただし、そのためには脈診や腹診所見をも含めた、良質な生体情報の記述でなくてはなりません。また、西洋医学的な病名は必ずしも必要ではないと考えます。その理由は、漢方の「思考の枠組み」で捉えた病態は尊重されるべきであるからです。

全身に関わる「水滞」の考え方

ところで、漢方の臨床に携わっていると、こちらがビックリするような臨床効果に遭遇します。学友である來村昌紀先生が、本書のために次のような経験を寄せてくれました。

症例　梅雨時に悪化する諸症状に五苓散

八〇代の女性でめまいと気持ち悪いのが主訴の方です。その他にも車に乗るとすぐに欠伸が出る。夜中にトイレに五回くらい起きて眠れない。頭も重くスッキリしない。時々お腹も痛くなるという方で、上記が梅雨に入ってから調子が悪いということです。症状が多かったのですが、とりあえず梅雨時に体調が悪いということで五苓散《ごれいさん》を出したところ、二週間後の外来で患者さんがメモ用紙を持ってきていたので、きっと調子の悪いことがびっしりとメモに書いてあると思い、ひるんでいたところ、そのメモには次のようなことが記されていました。

クスリを飲んで改善したこと。①めまい。②気持ち悪い。③車に乗るとすぐに欠伸が出たが治った。④よく眠れる。⑤夜中のおしっこの回数が5回から1回になった。⑥頭がハッキリしてきた。⑦下腹の時々痛んだのが収まった。」

わたし達は呼吸による呼気、体表からの汗（目に見えない汗）、排尿・排便によって体内の水分を外に出しています。目に見えない汗を不感蒸泄と呼びますが、その量は一日に約1Lです。ところがこの不感蒸泄の量は湿度の高い日には半減しますので体内の水分量が過剰に溜まってしまいます。体内の水分調節が失調状態にある「水滞」の患者さんは高湿度、低気圧で頭痛やブレインフォグなどが誘発されます。この失調状態を治すのが陽の属性では五苓散、陰では真武湯《しんぶとう》です。いまだ基礎研究は不十分ですが、水チャンネルであるアクアポリン4の発現抑制、あるいは水チャンネルの閉塞に五苓散が関与することが明らかになっています。「磯濱洋一郎　アクアポリン」で検索して下さい。ところで、片頭痛の発生機序に関して、近年では Cortical spreading depression (CDP) とそれに伴う GCRP (calcitonin gene-related peptide) や TRPV1 (transient receptor potential cation channel subfamily V member 1) による三叉神経の有害刺激信号知覚過敏性と伝達経路の活性化などが明らかにされていますが[27]、アクアポリンには目が向けられていません。この点の解明を漢方に理解のある若手研究者に大いに期待しています。

●参考文献
〔27〕清水利彦ほか：片頭痛の病態研究および治療に関する最近の知見．臨床神経学．五一巻二号．二〇一一．一〇三―一〇九

臨床比較試験と漢方薬

「漢方薬など効くわけがない」と主張する医学者・医師や官僚の方々に無理にその有効性を主張するのは疲れるだけだとわたしは思ってきました。先に村上陽一郎先生がご指摘のように、漢方という欧米の医学とは全く異なった「思考の枠組み」に欧米医学が普遍的だ、という理由で、そこで用いられている評価法（二重盲検臨床比較試験など）を用いるのはいかにも傲慢です。しかし、「有効性が客観的に証明されていない薬剤を医療保険でカバーする必要はない。客観的にその有効性を示しなさい」という通達が一九九〇年に当時の厚生省から発出された歴史があります。

わたしはそのために設立された評価委員会の一員に任命されました。一九九〇年頃はクスリの有効性を評価する方法として、二重盲検臨床比較試験（以下、二重盲検試験）が絶対視されていましたので、これを実施しなさいというのです。二重盲検試験というのは、被験薬とプラセボ（偽薬）の二つの群（同数）を無作為に分けて、有効性を証明したい疾患の患者に投与する。その際、医師も被験薬かプラセボかを知らずに投与するという方法で、すべての被験者への投与が終了した後に、被験薬（実薬）群とプ

ラセボ群の群間比較をする方法です。西洋医学の病名と漢方薬は一対一の対応はしません。一つの病名であっても、陰陽虚実によって少なくとも四つの病態に分かれます。この大きな壁を乗り越えて、後に記すような医療用漢方製剤の有効性が示されました。

ところで、常識というのは時代と共に変わるものです。当時、絶対視されていた二重盲検試験は二〇二四年の現在では非倫理的という理由で、国際的にも、また日本国内でも倫理委員会の審査は通りません。プラセボを数週間にわたって服用させられる患者さんの身にもなって下さい。いくら試験実施の説明書に同意の署名をしたからと言っても、無効な偽薬を数週間服用しなければなりませんから、非人道的であることは免れません。

しかし一九九〇年代の当時は何としても漢方薬を医療保険から排除したいという、わたしには分からない大きな力が行政当局の背後に働いていたように思いますが、とにもかくにも二重盲検試験をしなさいという命令に匹敵する指示でした。

繰り返しになりますが、陽の属性の患者に陰に用いるクスリは禁忌なのです。たとえば過敏性腸症候群を対象疾患として桂枝加芍薬湯《けいしかしゃくやくとう》を被験薬とする場合、漢方のロジックで、この被験薬を投与するにふさわしい患者さんをあらかじめ選別する必要があります。桂枝加芍薬湯は「陰」の病態が適応となりますので、陽の病態の人に投与しては効果がなく、かえって副反応が出ます。これでは被験薬の有効性の評価に不利になってしまうのです。被験検薬投与以前に「陰の状態の人を選ぶこと」は「前層別」と言って、二重盲検試験のルールに違反しません。そこで、試験実施のプロトコールに「陽」の病態と関連する問診事項、たとえば「暑がりだと思う」などの項目を設定し、これらに一つでも該当した場合には対象患者としないという方法を採用するように、わたしは漢方の専門委員として主張し、評価委員会から実施企業に通知してもらったのです。

もう一つの難題はプラセボの作製です。漢方エキス製剤は成分の約半量が乳糖です。そこで被験薬と味も色も識別不能のエキス剤を、乳糖を主体にして作らなければなりません。これには相当に製薬会社も泣かされたと思います。たとえば薄い褐色は砂糖を焦がしたカラメルを用いるなど約二年間の試行錯誤を要したと聞いています。

しかし医療保険から漢方薬が外されてしまっては、わたし達漢方を専門とする医師は手足を奪われ、製薬会社は倒産です。必死の努力がなされ、二重盲検臨床比較試験によってその有効性が明らかになったのです。

この二重盲検試験に当たっては保険適用の一四七種類の漢方薬を八群に分け、その代表となった漢方薬について実施することで委員会は合意しました。たとえば、小柴胡湯《しょうさいことう》、大柴胡湯《だいさいことう》、柴胡加竜骨牡蛎湯《さいこかりゅうこつぼれいとう》、柴胡桂枝湯《さいこけいしとう》などは柴胡剤と呼ばれる一つのグループですから、その代表として小柴胡湯を試験の対象としたわけです。以下にその臨床研究の公表論文を掲げます。

①馬場　駿吉ほか：小青竜湯の通年鼻アレルギーに対する効果．耳鼻臨床．八八巻三号．一九九五．三八九-四〇五．
②原澤　茂ほか：運動不全型の上腹部愁訴（dysmotility-like dyspepsia）に対するTJ-43六君子湯の多施設共同市販後臨床

試験二重盲検群間比較法による検討．医学のあゆみ．一八七．一九九八．二〇七–二二九．
③熊田　卓ほか：TJ–68 ツムラ芍薬甘草湯の筋痙攣（肝硬変に伴うもの）に対するプラセボ対照二重盲検群間比較試験．臨床医薬．一五巻三号．一九九九．四九九–五一三．
④三好　秋馬ほか：新たな判定基準によるツムラ大黄甘草湯エキスか粒（医療用）（TJ–84）の便秘症に対する臨床効果．消化器科．二二巻．一九九六．三一四–三二八．
⑤宮本　昭正ほか：TJ–19 ツムラ小青竜湯の気管支炎に対する Placebo 対照二重盲検群間比較試験．臨床医薬．一七巻八号．二〇〇一．一一八九–一二一三．
⑥佐々木大輔ほか：過敏性腸症候群に対する桂枝加芍薬湯の臨床効果—多施設共同無作為割付群間比較試験．臨床と研究．七五巻五号．一九九八．一一三六–一一五二．
⑦平山　千里ほか：多施設二重盲検試験による慢性活動性肝炎に対する小柴胡湯の臨床効果—血清酵素活性の変動．肝胆膵．二五巻．一九九二．五五一–五五八．
⑧加治　正郎ほか：TJ–9 ツムラ小柴胡湯の感冒に対する Placebo 対照二重盲検群間比較試験．臨床と研究．七八巻一二号．二〇〇一．二二五二–二二六八．
⑨荒川規矩男ほか：TJ–15 ツムラ黄連解毒湯の高血圧症随伴症状に対する二重盲検比較試験．臨床と研究．八〇巻二号．二〇〇三．三五四–三七二．

薬理学的研究について

漢方薬がある病態や疾患に有効であるとすれば、現代に生きるわたし達は、どのような機序で有効性を発揮するのかの解明をすることが責務になります。

ただし、還元論を絶対視せずに、あくまでも多成分系の薬剤としての漢方薬の研究でなければ意味をなしません。つまり、漢方方剤を一つの薬物単位と考えることです。

古典的な生薬学が行き詰まったのは、生薬から単一の化合物を抽出し、その化合物の薬理作用などを研究し、新たな薬剤を開発するという還元論的な手法（古典的とも呼べます）を絶対視したためです。

そこでわたし達は、未知の成分も含む多成分の漢方薬を一つの薬物とみなして、その薬理作用の解明に挑んできました。もちろん、現在も多くの研究者がこの還元論には縛られない方法で研究を積み上げています。漢方薬が多成分系薬剤であることを、高齢者の頭痛に用いられる釣藤散《ちょうとうさん》を例に示します（**図3-1、2**）。

基礎研究の重要性

このような姿勢で基礎研究に取り組み、博士（医学）の学位を得た学友の地野充時先生が本書のために寄せてくれた一文を記します。地野先生はわたしと同じ職場の和漢診療科部長で、医局の机も隣り合わせです。

「寺澤先生が主宰されていた富山医科薬科大学和漢診療学講座では、関連病院で内科研修を修了後に基礎研究を行い、医学博士を取得するというプログラムとなっていました。わたしの場合は、和漢薬研究所病態生化学部門（済木育夫教授）で研究を行うことになりました。ちょうどその時に、現在、富山大学薬学部がん細胞生物学研究室の教授である櫻井宏明先生が和漢薬研究所

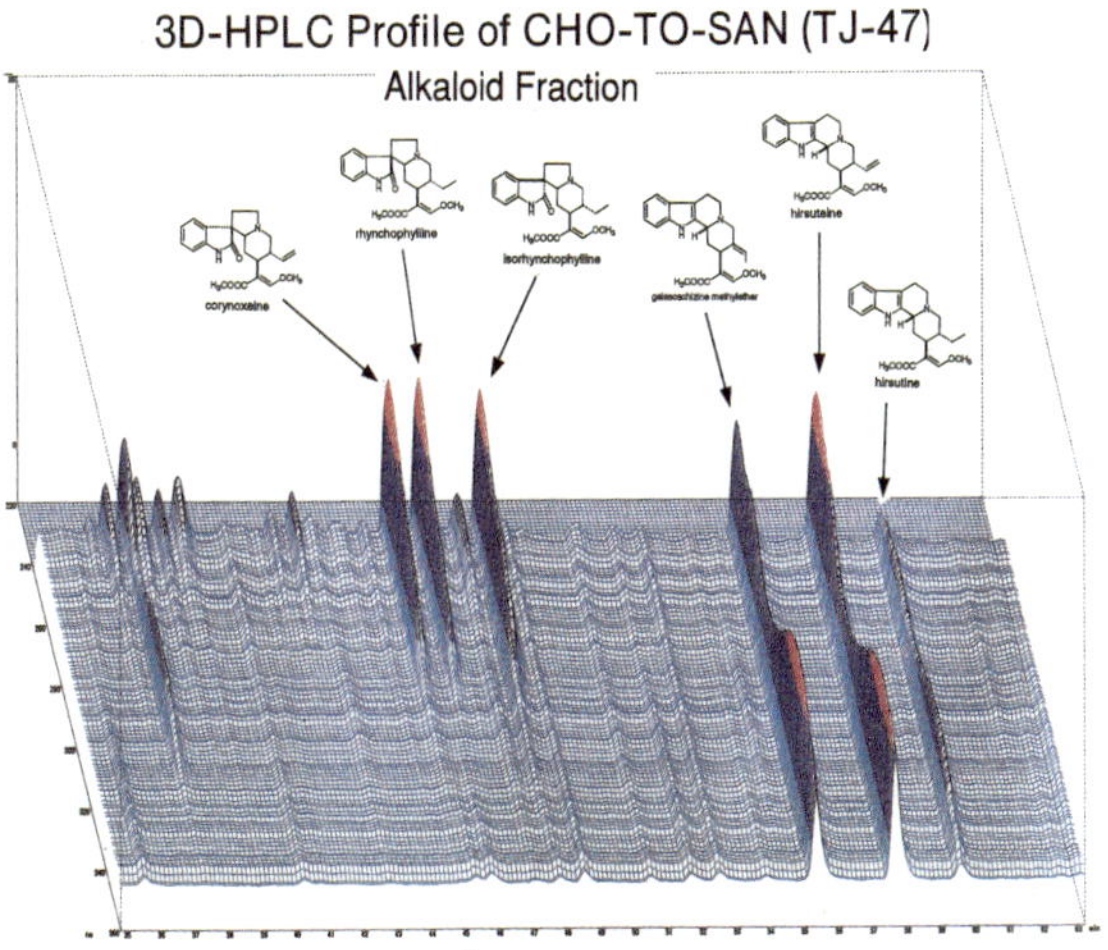

図 3-1　釣藤散の煎液の HPLC パターン（アルカロイド画分）

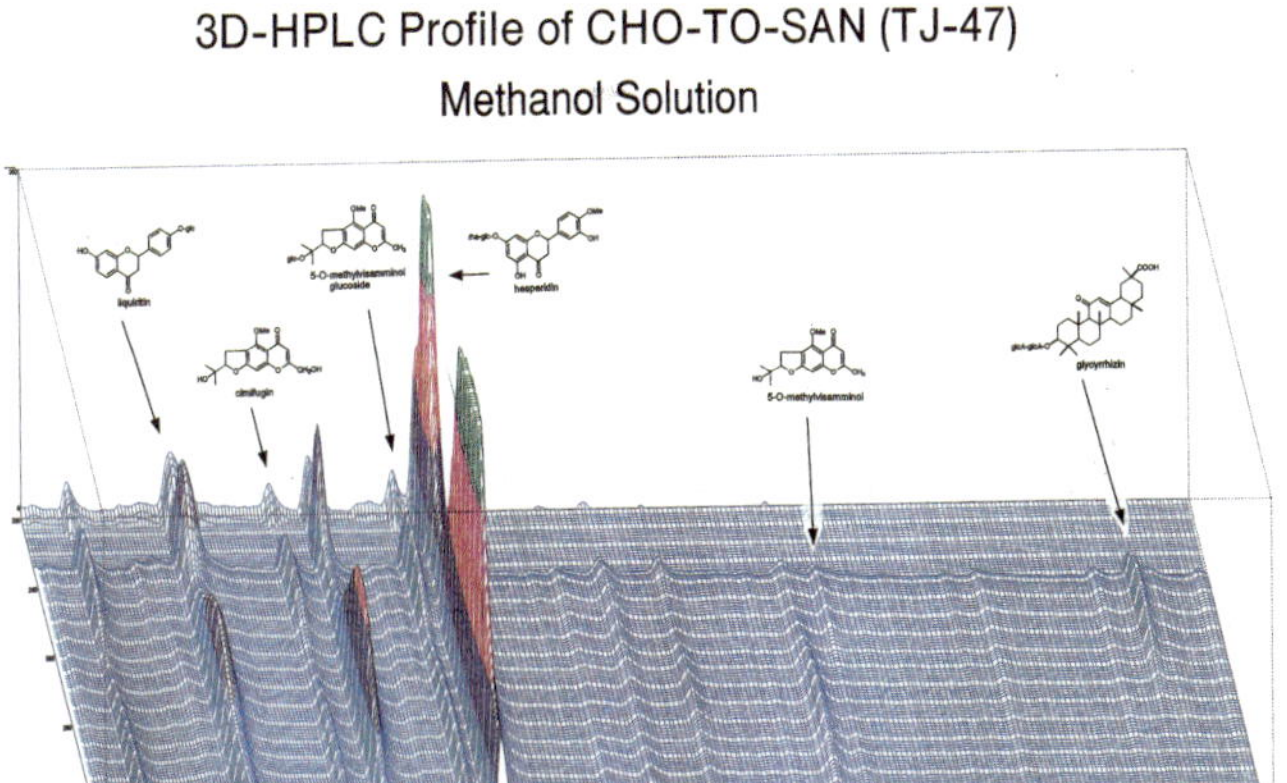

図 3-2　釣藤散の煎液の HPLC パターン（メタノール画分）

病態生化学部門に准教授として赴任されたため、幸運にも櫻井先生の下で研究を開始することになりました。

櫻井先生は細胞内シグナル伝達の専門家であり、富山に赴任される前から様々な実験系を確立して、業績を上げておられました。わたしには『漢方薬と細胞内シグナル伝達』が研究テーマとして与えられました。当時、和漢薬研究所病態生化学部門では、すでに済木先生を中心として『がんと漢方薬』についての研究が進められていました。その中でも『十全大補湯《じゅうぜんたいほとう》が大腸癌肝転移を抑制し、その効果はマクロファージを介して発現される』という報告は、非常に印象的でありました。わたしが研究を開始した頃、自然免疫系のレセプターであるToll-like receptors（TLRs）が注目されていました。このレセプターはマクロファージなどの抗原提示細胞に発現しているため、十全大補湯がTLRsおよびその下流のシグナル伝達経路に、何かしらの影響が及ぼしている可能性があるのではないかと考えました。

以上より、『十全大補湯とTLRシグナル伝達経路』がわたしの研究テーマになったのです。この研究を進めるにあたっては、櫻井先生がすでに確立されていた実験系を用いることになりました。失敗したことも多かったのですが、約三年間という比較的短い期間で研究が終了しました。結論としては、『十全大補湯がTLR4シグナル伝達経路を選択的に制御することでIL-12やIFN-γといったサイトカイン産生を増強させる』ということでありますが、自然免疫系の生体防御システムに対する漢方の作用機序の一端を解明することができました。

わたしは基礎研究を行う前までは、臨床現場においてあまり十全大補湯を使うことはなかったのですが、研究終了後には十全大補湯をしばしば処方するようになり、様々な著効例を経験することができました。十全大補湯の基礎的なバックグラウンドが理解できたことで、臨床的にはどのような病態に応用したらよいのかということが自分の中で確立されたためだと思われます。古典に書いてあるような伝統的な証の把握はもちろん大切ですが、現代科学の側面から漢方薬の可能性に光を当てるという姿勢も必要であると考えています。

このような観点からも漢方薬の基礎研究は重要であり、今後も推進されるべきと思われますが、寺澤先生の瘀血《おけつ》の研究のように、一から実験系を立ち上げるということは非常に困難なこともあります。そこで、わたしの研究のように、すでに確立した実験系を用い、そこに様々な漢方薬を組み込んで、新たな知見を創出するという手法も一つの堅実な方法論になりうると思われます。短期間で結果が出る可能性が高いということもその利点です。わたしの所属していた和漢薬研究所にも、様々な専門をもつ一流の研究者が多く所属していました。そのような方々の協力の下、一つ一つ漢方薬の基礎研究を積み上げていくことで、我々臨床医の処方の幅が広がり、患者さんの利益にも繫がる。今後の translational research の発展に期待したいと思っています。」

地野充時先生の主張には説得力があります。二〇一一年のノーベル生理学・医学賞はホフマン教授らの自然炎症の TLRs の発見に対して授与されましたが、様々な自己免疫疾患、あるいは原因不明の特発性難聴やメニエール症候群などにはこの自然炎症が関係しているとわたしは考えています。しかしこの自然炎症を制御する薬剤はステロイドホルモン剤の他には知られていません。しかし地野先生の研究によって十全大補湯が治療薬剤の一つであることが明らかになったのです。つまり、還元論に固執しない方法論によって、治療手段が提供されたというわけです。

基礎研究は西洋医学的ではないのか？　という批判に対して

ところで、このような基礎研究に対して、川喜田愛郎先生の『医学概論』[2]の「いわゆる漢方医学の諸問題」の記述を読み返して、雷に打たれたような衝撃を覚えました。

「たしかに、中国医学（漢方）の中に、生理学や薬理学の立場からその有効性が『科学的』に立証できるものを探し出す試みは両者にとって無益ではないだろう。だが、伝統医学の中から近代医学の『検証』にたえるあれこれを探し出すだけの話にとどまるならば、それはいわゆる西洋医学の補遺をつくることに終わって、それが中国なりインドなりのそれぞれ異なった独自の高い文化がはぐくんできた伝統医学を変形し、そのアイデンティティーを損なう畏れがむしろ大きいのではなかろうか。」

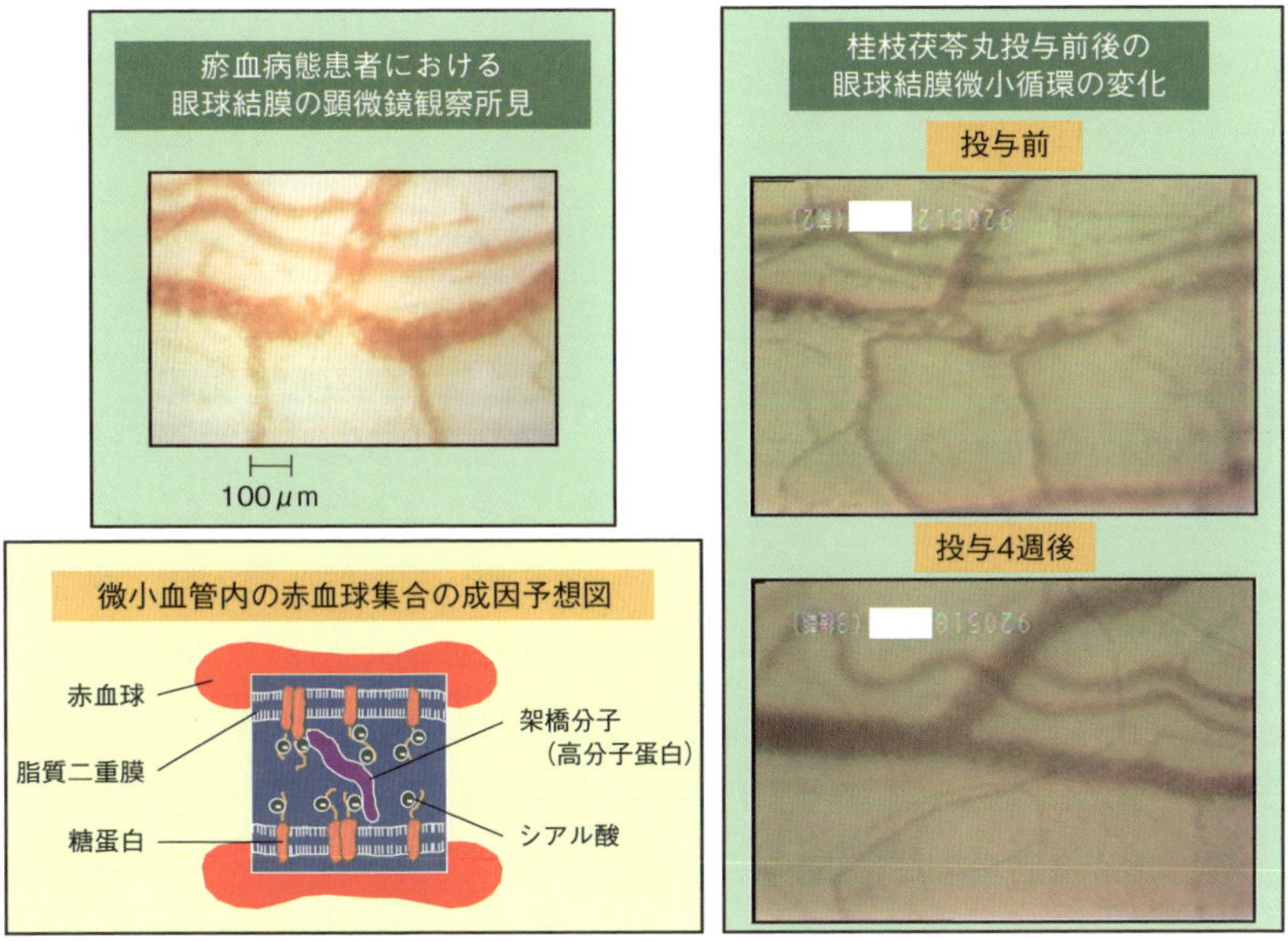

図 3-3　瘀血の微小循環

これは今後、漢方の基礎研究を推進する際に常にハッキリと意識しておかなければならない基本的姿勢です。

そこでわたしが教授職であった当時の富山医科薬科大学での研究では、地野先生のような研究と並行して漢方のパラダイムでいう「瘀血《おけつ》」の実態を解明しました。これは「思考の枠組」そのものの妥当性の証明で、アイデンティティーを主張する研究であるとわたしは考えています。

瘀血は「スラスラと流通すべき血が、何らかの障害でスムーズに流れなくなった病態」と定義されています。臨床的には手指のレイノー現象、無症候性の微小脳梗塞、肺気腫、月経前緊張症などと関連する病態です。そこで、眼科で用いる細隙灯顕微鏡を改良した装置で眼球結膜の結膜下微小循環を観察したのです。なぜこの場所かというと、患者さんに切開などの負担をかけずに微小循環を観察できるのは生体内でここしかないからです。観察の結果を**図3-3**に示します。

ここには直径100μmの細静脈の血管内で赤血球が凝集し、スラッジを形成していることを示しています。赤血球の表面はシアル酸が分布しマイナスに荷電していますので、正常な状態では赤血球は互いに反発し合い、結合することはありません。つまり、本来反発し合う赤血球を接着する架橋分子が出現していると考えられました。この仮定はその後、田中耕一さんがプロテオーム解析でノーベル賞を受賞したタンパク質の分析装置で解析したところ、異常なタンパク質が瘀血病態では血液中に出現していることが分かりました。

図の右側には瘀血を改善する漢方薬・桂枝茯苓丸《けいしぶくりょうがん》を投与する前と投与後四週間の眼球結膜微小循環の様子を示しましたが、服薬によって細静脈内の赤血球集合はなくなり、血液の流量も正常化しています。ちなみに血液中の異常タンパク質も消失していることも明らかになりました。

第4節 クスリの有効性を高める方法を探そう

クスリの効果を阻害する食品の一覧を**表3-1**に掲げました。

逆にクスリの効果を高める、あるいはその効果を安定させる方法はないものでしょうか。「高血圧症の

表 3-1　医薬品の作用を阻害する食品一覧

1）グレープフルーツ vs. カルシウム拮抗薬・シクロスポリンなど
グレープフルーツに含まれるフラノクマリン類が消化管で薬物代謝酵素 CYP3A4 を阻害。CYP3A4 で代謝される医薬品の血中濃度が上昇して副作用が起こりやすくなる可能性がある。

2）カフェイン（緑茶、紅茶、コーヒーなど）vs. キサンチン系薬剤など
カフェインを含む飲み物は併用により中枢神経刺激作用が増強される。

3）ビタミン K 含有食品（納豆、クロレラ、青汁など）vs. ワルファリン
ビタミン K がワルファリンのビタミン K 依存性凝固因子生合成阻害作用と拮抗して作用が減弱する。

4）牛乳、ヨーグルトなどの乳製品 vs. 抗菌薬（ニューキノロン系、テトラサイクリン系）
抗菌薬の成分が牛乳のカルシウムと結合してキレートを形成し、消化管からの吸収を減少させ血中濃度を低下させる。また、酸化マグネシウムやビタミン D 製剤との併用では高カルシウム血症などの副作用が現れる場合がある。

5）セントジョーンズワート vs. シクロスポリン・テオフィリン・ワルファリンなど
薬物代謝酵素である CYP3A4 や CYP2C9 などを誘導するため代謝を促進して医薬品の効果を低下させる。
また、排泄トランスポーターの P 糖タンパクの発現量が増加し薬物が排泄されやすくなる。

6）チラミン含有食品（チョコレート、ココア、チーズ、赤ワインなど）vs. イソニアジド（抗結核薬）、リネゾリド（ザイボックス® 錠）など。
本剤の MAO 阻害作用により薬物がチラミンの分解を妨害するため、血圧上昇、動悸などが現れることがある。

（横浜市・大丸薬局　大野賢二氏提供）

際に食塩摂取を控える」と降圧薬の効果が十分に発揮されますね。ただし、この種の問題を系統的に論じた論文をわたしは知りません。しかし漢方診療に携わっていると、漢方薬の併用によって西洋薬（合成薬物）やホルモン製剤の効果を安定化させる事例にしばしば遭遇します。この領域はまだまだ未開拓の領域ですので皆さんの若い頭脳でチャレンジしてみて下さい。

わたしの経験した具体例をいくつか記します。

高血圧の漢方治療に関する文献

その一はすでに論文として公表してありますが、同学の辻正徳先生の経験です。論文名は「繰り返す高血圧切迫症に対して七物降下湯《しちもつこうかとう》が奏効した五症例」です。[28] 日本東洋医学雑誌はJ-stageにアクセスし、無料で閲覧できます。

この論文の概要は、標準的な降圧薬による高血圧治療を行っていたにもかかわらず、繰り返す突然の血圧上昇によって救急外来を何度も受診していた患者が七物降下湯という漢方薬を併用したところ、血圧の安定化が見られたということです。七物降下湯は、降圧薬といえばレセルピン製剤しかなかった一九五〇年代に大塚敬節先生によって工夫された漢方薬です。その降圧効果そのものは現在広く用いられているカルシウム拮抗薬やACE阻害薬には及びませんが。これらの薬剤とは別の降圧作用を発揮することが示された事例です。漢方的な視点でこの薬剤を見ると「血虚」を治す四物湯に釣藤鈎《ちょうとうこう》と黄柏《おうばく》が配合されており、大脳辺縁系を介した情動の安定化がその作用機序として想定されます。

漢方薬が鎮痛薬の効果を高めた例

その二として、真武湯《しんぶとう》や茯苓四逆湯《ぶくりょうしぎゃくとう》などの附子を含む漢方薬には鎮痛薬の効果を高める作用があるように思います。多数例で検討していませんが、わたしの経験ではこれまでに一〇例以上で好結果を得ています。具体例を示します。

二年前に胸部大動脈瘤剝離で一命をとりとめた五六歳の男性患者さんが整形外科からの院内紹介で受診しました。胸骨の切開部（約20cm）はケロイド状でこの部分に痛みがあって睡眠も妨げられるということです。なぜ整形外科からの紹介になったかというと、一年前から胸部の痛みに加えて両下肢の冷えと痛みが起こり、腰椎椎間板障害と診断されたのですが、鎮痛薬では十分な効果がないという理由でした。整形外科からの処方はタリージェ®2・5mg二錠とトラマール®OD錠25mg（頓用）を2錠でした。漢方的に診察すると下肢の冷えがあり、軽度の浮腫も見られたことから陰陽の属性は陰で水滞の病症でしたので、真武湯エキス7・5gと修治ブシ末《しゅうちぶしまつ》3・0g分3を処方し、トラマール®はできるだけ服用しないように指導しました。漢方薬の服薬（約二か月）によって下肢の痛みと冷えは改善し、トラマール®は全く服用せず、タリージェ®も減量することを患者さん本人も考えています。この経験は二つの可能性を示唆しています。一つは痛み信号の伝達機構を修飾してタリージェ®の効果を漢方薬が高めたこと、そしてもう一つは、漢方薬が痛みの発生機序（たとえば反射性交感神経性ジストロフィー）における交感神経過剰反応を改善したことです。ここで大事なことはタリージェ®を用いずに最初から漢方薬だけで治療を開始したのではここまで改善しなかったと思われることです。しかし、漢方薬が西洋薬の効果を高めたことは確かです。

表 3-2　術前・術後、ならびに茯苓四逆湯投与開始時（X－1 年 12 月）および投与後の下垂体ホルモン値の経過

	参考値	X－3/1 月（術前検査）	X－2/3 月	X－2/8 月	X－1/3 月	X－1/12 月	X/3 月	X/6 月
TSH	0.350–4.940 μU/mL	24.51	6.83	0.018	1.540	0.049	0.071	0.039
FT3	1.71–3.71 pg/mL			3.75	2.03	2.57	2.38	2.43
FT4	0.70–1.48 ng/dL	1.04	0.68	1.14	0.37	0.20	1.18	1.03
ACTH	7.4–55.7 pg/mL	37.2	23.2	31.00	18.70	3.58	7.97	4.2
コルチゾール	4.5–21.1 μg/mL	16.1	17.4	10.55	3.65	21.03	14.25	3.2
GH	0.64 ng/mL 以下	0.19	0.17	0.262	0.132	0.452	0.219	0.24
LH	0.8–5.7 mIU/mL	7.01	4.37	1.68	<0.10	<0.10	<0.10	<0.1
FSH	2.0–8.3 mIU/mL	7.92	5.47	3.91	1.23	1.37	1.12	0.9
PRL	3.6–12.8 μg/mL	8.12	16.38	10.51	18.33	19.59	20.21	12.5
テストステロン	142.4–923.1 μg/mL		1.50	0.15	<=0.03	<=0.03	<=0.03	<=4.3

（術後からはホルモン補充療法中）

甲状腺ホルモンの作用を増強した例

その三は、ホルモン補充療法や甲状腺ホルモンそのものの働きを良くするのではないかと思わせる事例に多々遭遇することです。

受診当時六一歳の男性患者さん。主訴は脳下垂体腫瘍摘出後の全身倦怠感です。TSH産生腫瘍で脳下垂体の全摘出を受け、その後補充療法としてデスモプレシン酢酸塩水和物（60μg）、ヒドロコルチゾン錠（10mg）、レボチロキシンナトリウム水和物（50μg）、が投与されていました。成長ホルモンおよび男性ホルモンの補充は行われておりません。これらの補充療法にもかかわらず全身倦怠感が著しく、当科紹介となりました。患者さんは卓球を趣味としていましたが全くやる気にならず、ソファに横になって暮らす状態でした。この患者さんの血中ホルモン濃度の経過を**表3-2**に示しました。

漢方的に診察すると陰陽では陰に属し、気虚も著しかったので、茯苓四逆湯《ぶくりょうしぎゃくとう》を用いました。漢方薬の投与によって大きな変化は見られていません。ところが臨床症状の改善は顕著で、四週間後には卓球クラブの定期練習に参加できるようになったのです〔29〕。この臨床症状の劇的な改善について、わたしは、たとえば漢方薬が甲状腺ホルモンの受容体を活性化したか、あるいはその下流の細胞内代謝経路の改善などに関与したと考えています。つまり各種ホルモンの作用を増強したと考えたいのです。このような考えを支持する材料として、この患者さんのホルモン補充療法の薬用量は全体的に少ないと別の内分泌専門医から指摘を受けたことです。

●参考文献

〔28〕辻　正徳ほか：繰り返す高血圧切迫症に対して七物降下湯が奏効した五症例．日本東洋医学雑誌．七〇巻三号．二〇一九．二六〇–二六五

〔29〕寺澤捷年ほか：脳下垂体術後の強い倦怠感に茯苓四逆湯が奏効した一症例．日本東洋医学雑誌．六九巻三号．二〇一八．二六二–二六五

第4章

漢方の診断と治療、そして死生観

第1節

COVID–19後遺症に対する漢方の診断と治療の実際

抽象的な話では若い医師の皆さんは飽きてしまいますので、COVID–19の後遺症の治療をテーマにして、臨床の実際を解説します。COVID–19後遺症の治療ガイドラインが厚生労働省から公表されていますが[30]、決め手となる治療法は模索中と考えられます。

これまでに記してきたことと一部重複しますが、漢方の特徴を列挙すると次のようになります。

1．統合的に病態を把握して「証」を診断し、最適な漢方薬で歪みを治します。
2．心と身体は不可分（心身一如）のものとして認識します。
3．診断に必要な症候は五感を用いた診察により収集します。
4．治療には天然に産出する生薬を複数組み合わせた漢方薬を用います。漢方薬は正確には「漢方方剤」と言います。その理由は配合する生薬の種類と分量がレシピ（処方集）によって決まっているからです。

この「思考の枠組み」の世界では「不定愁訴」といった概念はありません。それどころか、自覚症状が決め手となって最適な方剤が選べることが多々あるのです。したがって、COVID–19に伴う様々な随伴症状や後遺症にも正面から向き合うことができるのです。ただし、漢方にもおのずと限界があり、嗅覚障害を訴える患者さんでの治療成功例をわたしは持っていません。

WHOによると、「Post COVID–19 condition は、SARS CoV–2 感染の可能性が高いか確定診断された既往歴のある人に起こり、通常、COVID–19 の発症から三か月後に症状が現れ、少なくとも二か月間持続し、他の診断では説明できない。」ものとされています。よくみられる後遺症には①倦怠感、②Brain fog（ブレインフォグ）、③不眠・多夢、④咳嗽がありますので、この順序で話を進めましょう。後遺症に限定せずに随伴症状まで範囲を広げます。

①倦怠感

ともかく多くの若い医師の皆さんの思考回路は還元主義に染まっていますので「倦怠感にはどのような漢方薬が良いですか」と「一つのクスリ」を聞いてきますが、それは漢方の「思考の枠組み」からすると、答えようのない質問です。たとえて言えば「甲状腺機能の異常に最適なクスリを一つ教えて下さい」と質問されたのと同じです。甲状腺機能異常には機能低下症と亢進症があり、「一つのクスリ」と言われても困ります。

これから説明するように、病名や病態と漢方方剤は一対一では対応していないからです。漢方診断の具体的な診断の道筋をフローチャート（**図 4-1**）で示します。基本的には陰陽の鑑別からスタートしますが、そこで用いる脈の診察を**図 4-2**に示しました。

手首の橈骨動脈から情報を得るわけですが、第Ⅱ・Ⅲ・Ⅳ指の指先（爪に接する部分）で脈を触知し

① 倦怠感

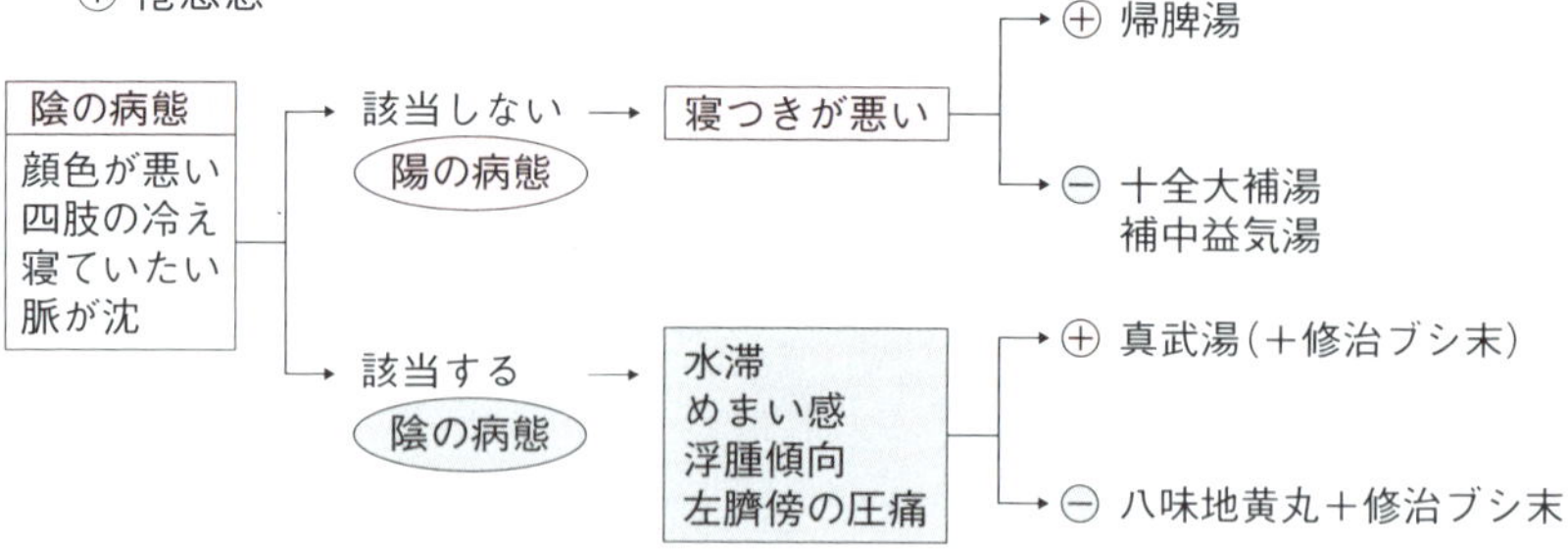

図 4-1 倦怠感の漢方診断フローチャート

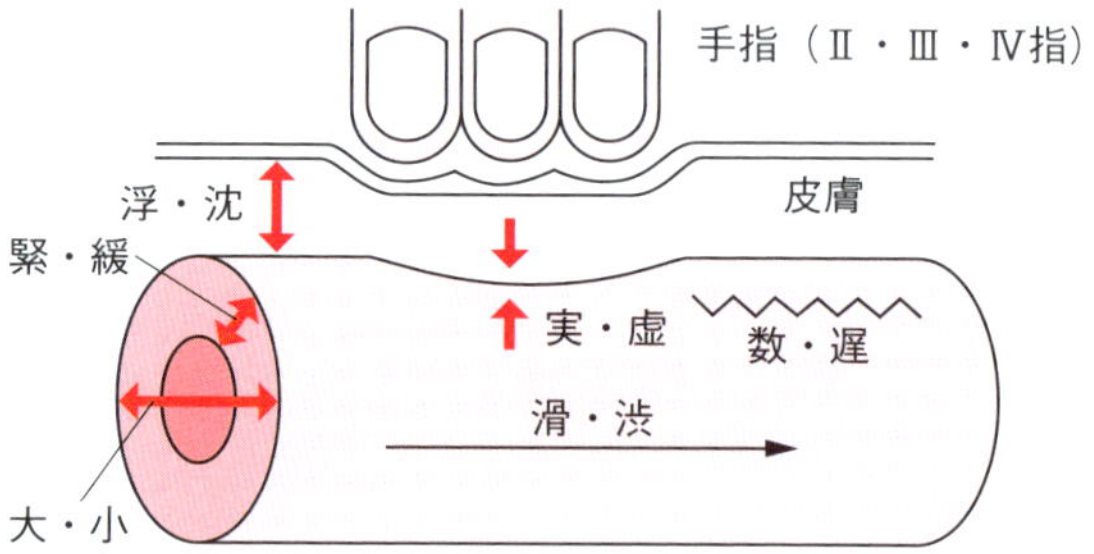

図 4-2 脈診の概念図（図 2-7 再掲）

ます。軽くタッチしただけで触知する場合、これを「浮」（ふ）の脈といい、深い位置で触知する脈を「沈」（ちん）の脈と呼びます。陽の病態では浮、陰の病態では沈の脈であるのが原則です。

陰の病態では体温も低い傾向にあります。また、朝から一日中寝ていたいという倦怠感をしばしば訴えます。

陰の病態でチャートを進むと水滞の有無で証が分かれます。「水滞」の診断基準を**表4-1**に掲げました。体内の水バランスの失調状態です。

さらに、腹部を診察し、**図4-3、4**に示すように、臍の左2横指に圧痛点があれば真武湯《しんぶとう》の「証」が確定します。証とは以上のようなプロセスを経てたどり着いた方剤の適応病態のことです。真武湯証と決まれば真武湯を投与すればよいので、診断が治療に直結しています。つまり、漢方治療を実践するわたし達の頭の中には真武湯証をはじめ、約三〇〇種類の方剤の形(証)がデータベースとして備わっているので、どのパターンかを見つけ出すわけです。このデータベースの整理棚が陰陽・虚実、気血水

表 4-1　水滞の診断基準

水滞スコア			
身体の重い感じ	3	悪心・嘔吐	3
拍動性の頭痛	4	グル音の亢進	3
頭重感	3	朝のこわばり	7
車酔いしやすい	5	浮腫傾向・胃部振水音	15
めまい・めまい感	5	胸水・心のう水・腹水	15
立ちくらみ	5	臍上悸[1)]	5
水様の鼻汁	3	水瀉性下痢	5
唾液分泌過多	3	尿量減少	7
泡沫状の喀痰	4	多尿	5

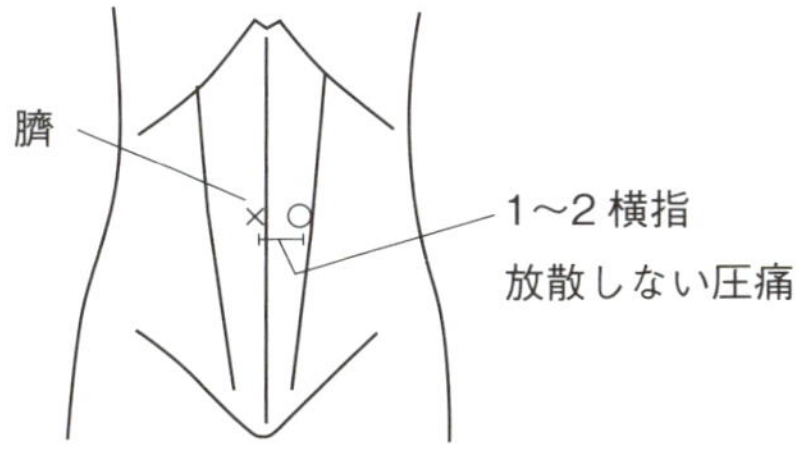

図 4-3　真武湯証の臍傍圧痛

臍を通る水平断横断線上で臍の左 1〜2 横指の一点。

瘀血の圧痛点はこの点より 2〜3 横指下方にある。

(高木嘉子：真武湯の圧痛点．日本東洋医学雑誌．43 巻 3 号．1993．426 より改変)

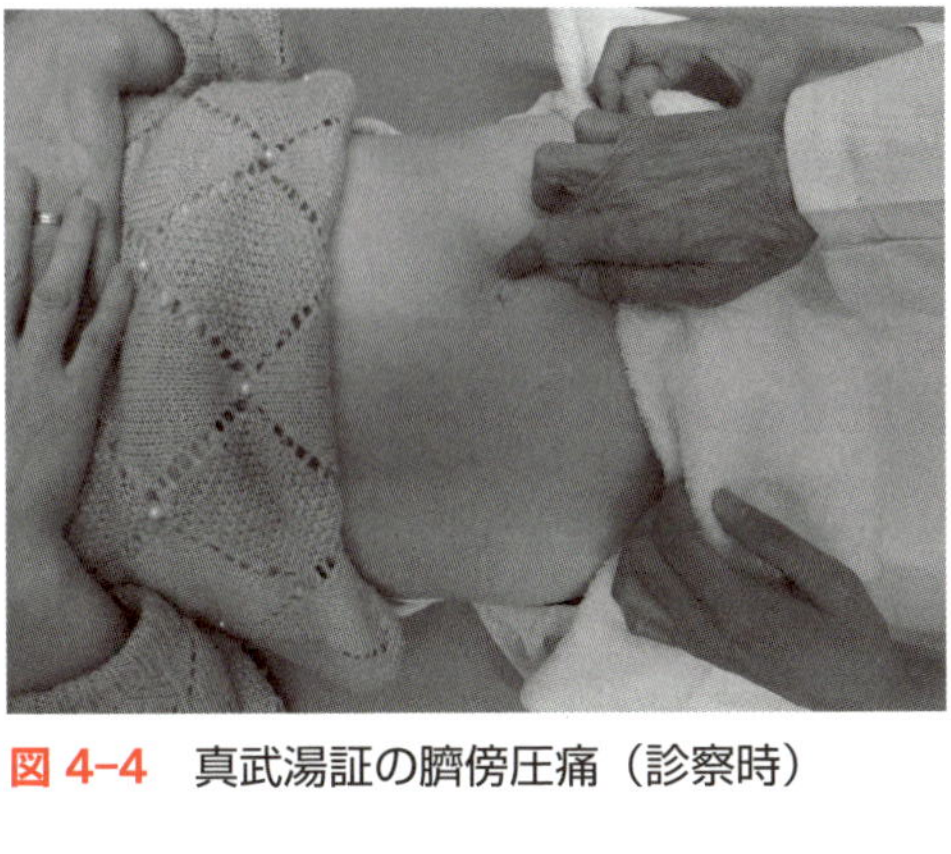

図 4-4　真武湯証の臍傍圧痛（診察時）

などによって区分されているのです。この整理棚による分類の他に、ここで示したような特異的圧痛点などが方剤選択の重要な手がかりとなることがあるのです。

陰の病態で水滞を認めない場合には八味地黄丸《はちみじおうがん》に修治ブシ末を1～3gを用います。代謝を賦活し、温めて気虚を改善するのです。

一方、陽の病態では入眠障害の有無で証が異なりますが、いずれも気虚を改善する方剤です。入眠障害はCOVID-19後遺症で見られますが、これを伴う場合には帰脾湯《きひとう》証、伴わない場合には十全大補湯《じゅうぜんたいほとう》証か補中益気湯《ほちゅうえっきとう》証です。このほかに気虚を改善する方剤は多数ありますので、成書を参照して下さい[31]。

このような証に基づく処方の選択は最初の属性（陰陽）などを誤りますと、正解にはたどり着けません。ところが、その判断が難しい場合も多々あります。試行錯誤で逐次修正して下さい。わたしは判断に困った場合、あるいは複数の処方が候補に挙がった場合には、患者さんに「いくつかの処方が考えられますが、最も効きそうなものを今日は処方します。これでダメなら次の候補がありますので、試してみて下さい」と正直に申し上げるようにしています。ある方剤（処方）が有効な場合は、その方剤の証であったわけですので、自分の頭にあるデータベースにフィードバックするようにしています。

②Brain fog（頭に霧がかかったような状態）

次にBrain fogの方剤選択について考えましょう（**図4-5**）。

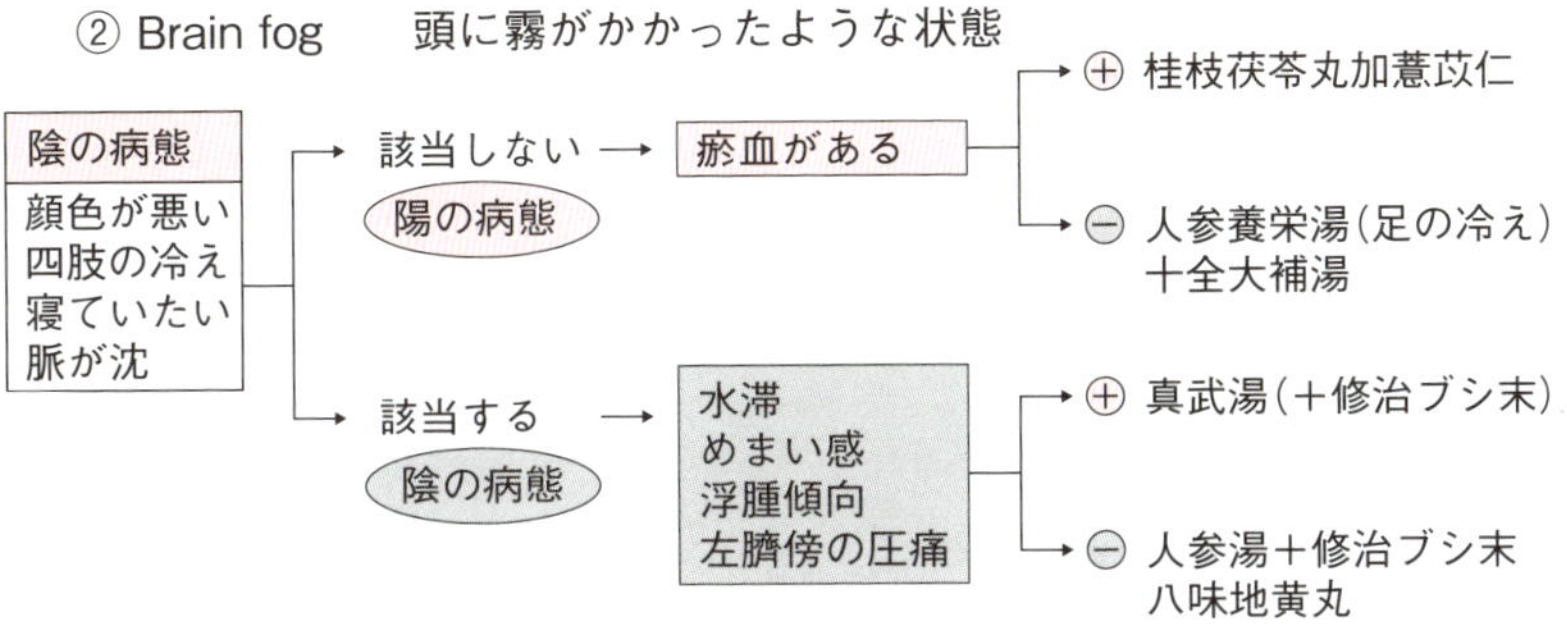

図 4-5　Brain fog に対する漢方的診断フローチャート

表 4-2　瘀血の診断基準

瘀血スコア					
	男	女		男	女
眼瞼部の色素沈着	10	10	臍傍圧痛抵抗　左	5	5
顔面の色素沈着	2	2	臍傍圧痛抵抗　右	10	10
皮膚の甲錯[1]	2	5	臍傍圧痛抵抗　正中	5	5
口唇の暗赤化	2	2	回盲部圧痛抵抗	5	2
歯肉の暗赤化	10	5	S 状部圧痛抵抗	5	5
舌の暗赤紫化	10	10	季肋部圧痛抵抗	5	5
細絡[2]	5	5			
皮下溢血	2	10	痔疾	10	5
手掌紅斑	2	5	月経障害		10

1）皮膚の荒れ，ザラツキ，皸裂　2）毛細血管の拡張，くも状血管腫など

判定　非瘀血病態　：20 点以下，
　　　軽度瘀血病態：21 点以上，40 点未満
　　　重度瘀血病態：40 点以上

（科学技術庁・研究班）

この場合にも陰と陽の属性の鑑別からスタートします。前節と全く同じです。

陰に該当しない、陽の病態と決まった場合、今度は「瘀血《おけつ》」の病態であるかないかが鑑別の要点になります。瘀血の診断基準を**表4-2**に示しますが、粗くいってしまえば微小循環の障害であって、酸素と結合したヘモグロビンが低下していますので、舌や歯齦の色が紫色になり、目のクマが見られ、下腹部に圧痛点が現れるという病態です。このような場合には桂枝茯苓丸《けいしぶくりょうがん》、桂枝茯苓丸加薏苡仁《けいしぶくりょうがんかよくいにん》などの瘀血改善剤の証と判定されます。瘀血改善の方剤はたくさんありますので成書を参照して下さい[32]。

明らかな瘀血状態ではない場合には気虚と血虚を同時に改善する人参養栄湯《にんじんようえいとう》や十全大補湯《じゅうぜんたいほとう》が良いでしょう。一方、陰の病態では前節の倦怠感と同様に診断を進めます。

こうして全体を眺めますと、陰の病態では脳の星状膠細胞の浮腫を改善し、陽の病症では微小循環を改善し、結果として、両者共に、脳神経細胞の活動を賦活していると推測されます。わたし自身もCOVID-19 感染で経験しましたが、後遺症ではなく、感染による発熱が平熱となって四日後の Brain fogでした。考えがまとまらず、記憶力・記銘力が低下し、このまま認知症になってしまうのではないかと思ったほどでした。わたしの場合は真武湯証で、七日間の服用で改善しました。

③不眠と多夢

次に不眠と多夢について考えましょう。そのフローチャートを**図4-6**に掲げました。

このチャートでも陰陽の鑑別から進みます。陽の病態の場合、胸脇苦満という腹部の症候が重要になります。患者さんを仰臥位で診察し、肋骨弓の下の腹壁筋の緊張と**図4-7**に示すように、手指を肋骨弓の中に押し込むと不快感を訴えるものを胸脇苦満と呼んでいます。この徴候は横隔膜の異常緊張による

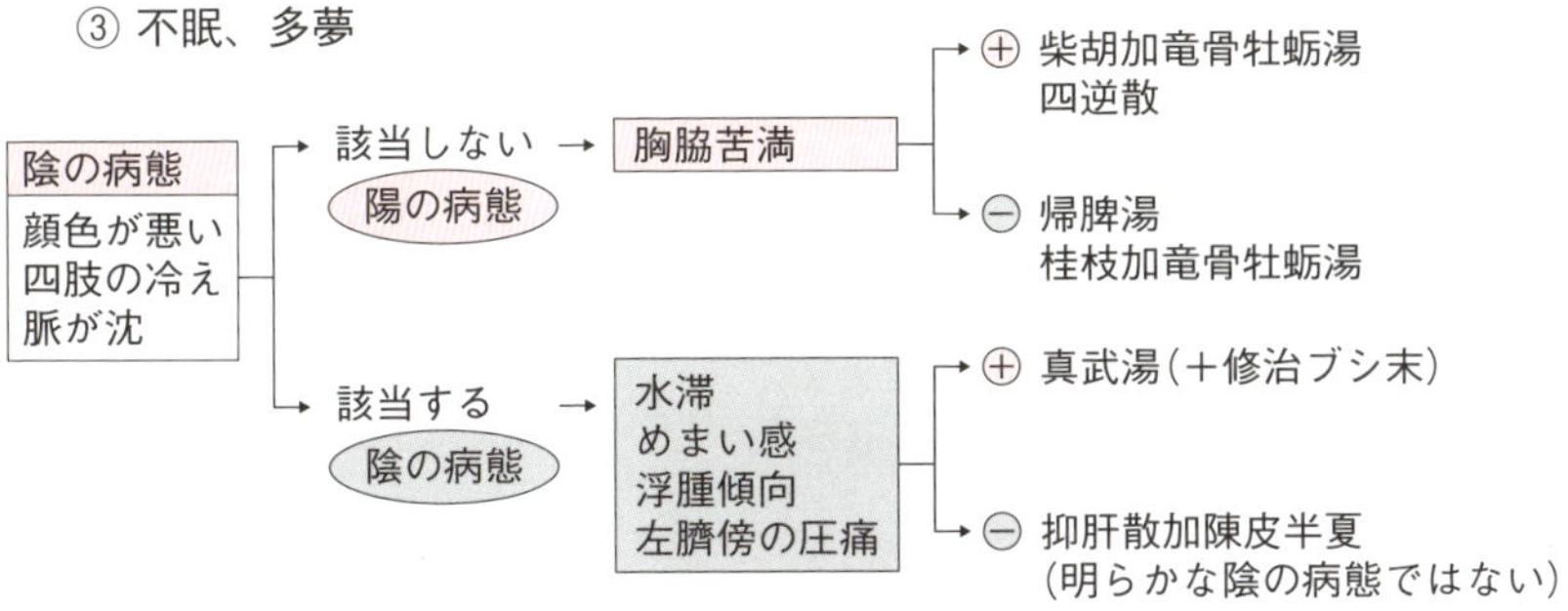

図 4-6　不眠の漢方的診断フローチャート

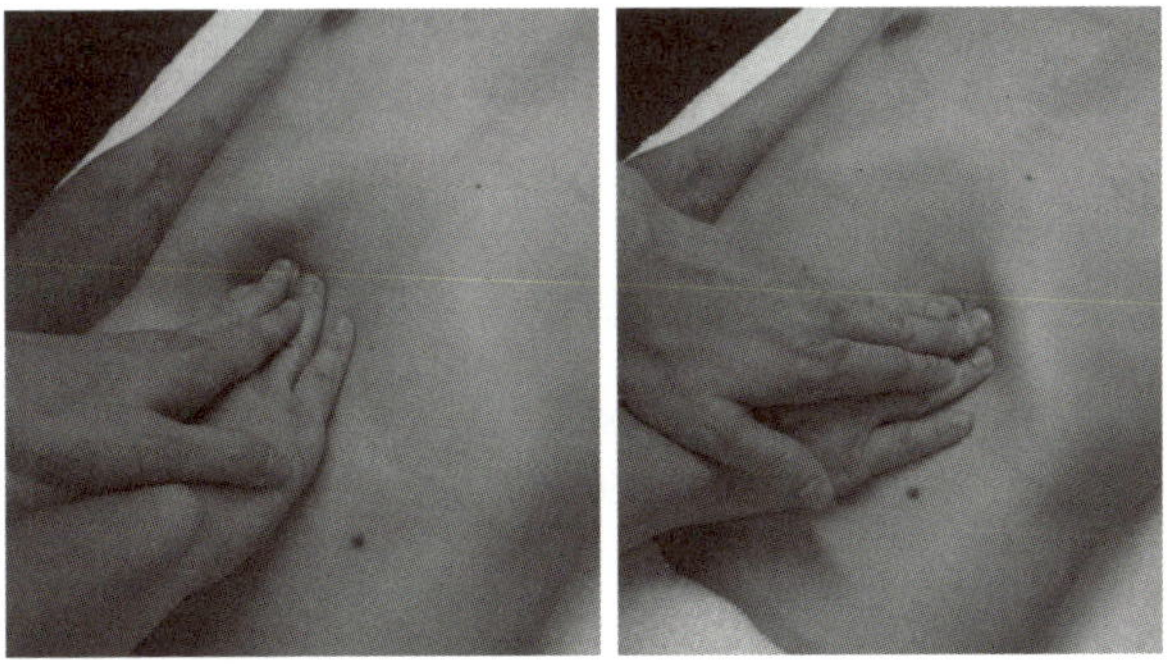

図 4-7　胸脇苦満（図 2-15 再掲）

ものであることをわたしは明らかにしています。[33] この徴候がある場合には柴胡加竜骨牡蛎湯《さいこかりゅうこつぼれいとう》証あるいは四逆散《しぎゃくさん》証になります。ない場合には帰脾湯《きひとう》証あるいは桂枝加竜骨牡蛎湯証になりますが、実際の臨床では帰脾湯証の患者さんが最も多いように思います。

一方、陰の病態では真武湯証と抑肝散加陳皮半夏《よくかんさんかちんぴはんげ》証を示しましたが、抑肝散加陳皮半夏の証は冷えが目立つことはなく、イライラ感や気虚の症状が主体です。

④ 遷延する咳嗽

最後に遷延する咳嗽について考え

④ 咳　嗽

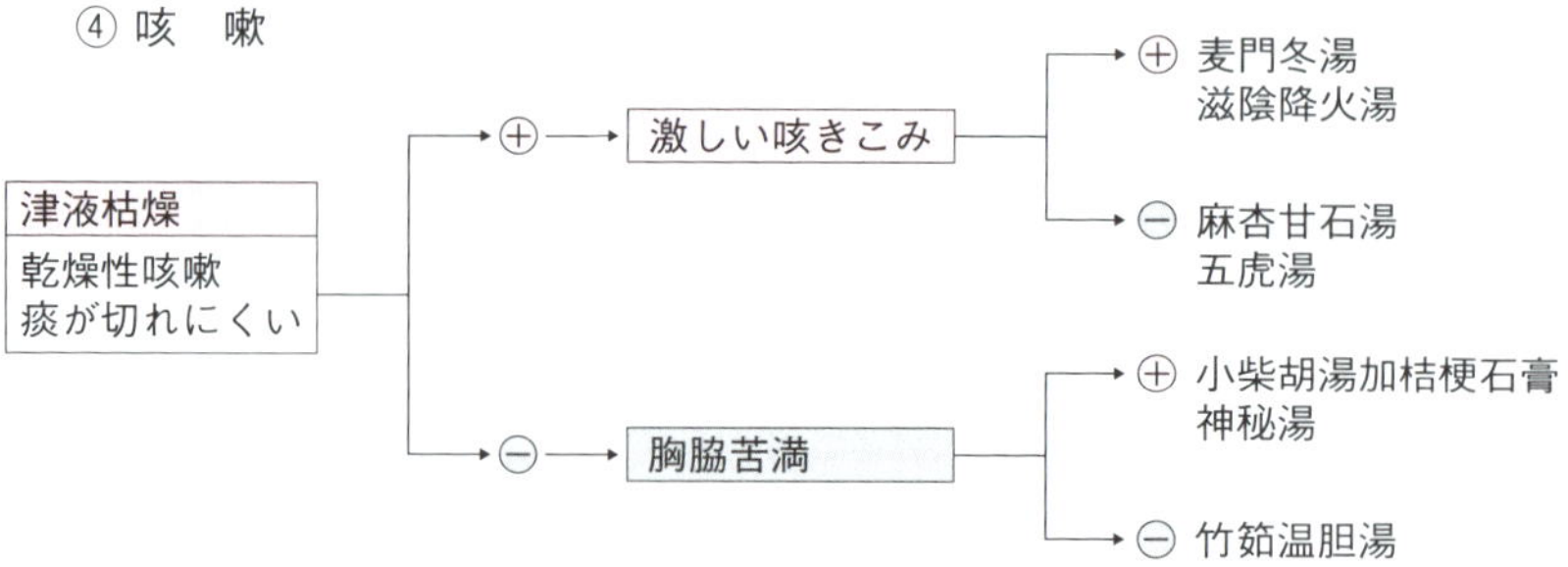

図 4-8　咳嗽の漢方的診断フローチャート

てみましょう。

そのフローチャートを**図 4-8** に示します。不思議なことにCOVID-19 後遺症で咳嗽を訴える患者さんはほぼ全員が陽の病態です。

スタートの津液枯燥《しんえきこそう》とは気道上皮細胞の乾燥状態を意味します。このような乾燥状態が明らかで、しかも激しい咳きこみがあるような場合には麦門冬湯《ばくもんどうとう》証あるいは滋陰降火湯《じいんこうかとう》証です。

わたしが研修医の頃、このような咳嗽を訴える高齢の患者さんにリン酸コデインを処方したところ、数日後に救急外来に搬送されてきました。粘稠な喀痰が排出できずに声門付近に付着して窒息状態になってしまったのです。幸い救命できて後遺症も残さずに済みましたが、リン酸コデインは痰を固めてしまうことを知らなかったことと、漢方薬はその当時は保険適用になっていなかったことが災いしました。

咳きこみが激しくなく、痰の粘り気もそれほど強くない時は麻杏甘石湯《まきょうかんせきとう》証あるいは五虎湯《ごことう》証です。五虎湯＝麻杏甘石湯＋桑白皮で桑白皮には去痰作用があります。

一方、気道上皮細胞の乾燥が著しくなく、胸脇苦満を認める場合には小柴胡湯加桔梗石膏《しょうさいことうかききょうせっこう》の証あるいは神秘湯《しんぴとう》証です。胸脇苦満が明らかでない場合には竹筎温胆湯《ちくじょううんたんとう》証になります。

東海大学・野上達也先生からの寄稿：COVID-19後遺症診療のまとめ

COVID-19後遺症について、東海大学医学部の野上達也先生（医学科専門診療学漢方医学）は最近二年間で四三人のCOVID-19後遺症患者を診たと日本東洋医学会（関東甲信越地方会二〇二三年一〇月）でその結果を報告しています。その総括を本書に寄せてくれるように依頼したところ、次のようなコメントをいただきました。

「ここ二年取り組んでみて実感として持っている点は証に合った方剤（気血両虚であることが多く人参と黄耆を配合した方剤を多用しています）と五臓論でいう腎臓の働きを高める（補腎剤）八味地黄丸《はちみじおうがん》を加えることで治療成績が上がってきた印象を持っています。最も頻用しているのは倦怠感ならば十全大補湯《じゅうぜんたいほとう》＋八味地黄丸。ブレインフォグならば半夏白朮天麻湯《はんげびゃくじゅつてんまとう》＋八味丸、抑うつ、不眠ならば帰脾湯《きひとう》、ないし加味帰脾湯《かみきひとう》＋八味丸となっています。補中益気湯《ほちゅうえっきとう》は亜急性期の発症後二～四週くらいの時期に使います。三カ月を過ぎたものにはあまり効果がないように思います。より実証ならば小柴胡湯《しょうさいことう》などの柴胡剤を選用しています。ありきたりですが、ありきたりの処方がよく効きます。

厚労省のＷＥＢサイトやガイドライン[34]を読んでも決定的な治療法がない現在、漢方の役割は大きいと思いますが、エビデンスを出すには各方剤別で一〇症例は必要ですので、非常に困難です。ところで、このガイドラインの良くないところは大学などに紹介すべし、と最後には書いてあるけれども、大学でも別にそんなにやることはないという事実にはほとんど触れられていないことのように思います。『自分が責任を持ってみる』という姿勢が希薄で、どこかに名人がいるはずだから紹介しましょう！みたいな書きぶりなのです」

漢方をもっと知るために

ここではCOVID–19の随伴症状・後遺症を例に漢方治療の実際を示しましたが、わたしのフローチャートと野上達也先生の寄稿文との間には記述に相違があります。本書では中国医学の五行論はあえて取り上げなかったので、八味地黄丸《はちみじおうがん》などの「腎の衰え」などについてはここで初めて出てきた言葉です。

漢方の知識があまりない皆さんに「あれもこれも」伝えようとしても無理があります。あえてわたしのフローチャートは簡略にしてありますので、深く知りたいと思う方は拙著『症例から学ぶ和漢診療学』[31]（医学書院）にアクセスして下さい。

コラム

一八〇〇年前の『傷寒論』には感染症に伴う症状が多数記されている

『傷寒論《しょうかんろん》』は約一八〇〇年前に中国で成立した、世界で最初の「感染症対応マニュアル」ですが、非常に注意深く患者の病状を観察し、その対応策を記しています。一例を挙げますと、桂枝加附子湯《けいしかぶしとう》の条文に、「悪性の急性熱性疾患（傷寒）に罹患して八・九日経過、外邪と患者の水滞とがからみあって、身体がじっとしていられないほどに痛み、自分の力では寝返りも打てない状態になってしまった者で、脈が渋る（橈骨動脈の脈の伝わり方が遅い）者には桂枝加附子湯（桂枝湯－芍薬＋附子）を用いなさい。」と記されています。（奥田謙蔵：傷寒論講義．医道の日本社．横須賀．一九七四．二一四－二一六）

●参考文献

〔30〕厚生労働省ガイドライン．https://www.mhlw.go.jp/content/10900000/001159305.pdf
〔31〕寺澤捷年：症例から学ぶ和漢診療学．医学書院．東京．二〇一二．一八
〔32〕同右．五二
〔33〕寺澤捷年：漢方腹診考—症候発現のメカニズム．あかし出版．東京．二〇一六．五五－六五
〔34〕厚生労働省．https://www.mhlw.go.jp/stf/seisakunitsuite/bunya/0000121431_00402.html

第2節

漢方診療の実際、自覚症状の重視

漢方の診療の実際はわたしの著書『症例から学ぶ和漢診療学』（第三版）に記してありますので、参照して下さい。繰り返しになりますが、ていねいに脈の性状を観察し、腹部をやさしく触診することは患者さんに安心感を与えます。この際に注意することは、自分の手が温かくなくてはダメです。医師自身が冷え症である場合には、当帰四逆加呉茱萸生姜湯《とうきしぎゃくかごしゅゆしょうきょうとう》や桂枝茯苓丸《けいしぶくりょうがん》などを服用して自分自身の手の冷えを治療しておくことが必要です。冷たい手で腹診されたのでは患者さんを驚かせ腹壁筋を緊張させてしまいますので、正確な情報が得られません。

自覚症状をどう診るか

ここからは漢方では自覚症状とどう向き合っているかを主題にします。現在わたし達が用いている問診表を**図4-9**（一二一頁）に掲げました。

また、**表4-3**には漢方のパラダイムで言う気血水の失調状態の診断基準を掲げました。この診断基準に対応する形で**表4-3**が作られていますので、この問診表の「はい」の項目を一覧すると、その患者さんのおおよその病態予測ができるというわけです。

他方、西洋医学は基本的には「生物学」ですから、自覚症状は疾病の診断の根拠となることは極めて稀です。したがって患者さんの訴える様々な症状は「意味のない面倒なもの」ということになります。これでは先に述べた「共感」（第一章）などできるわけがありません。

これが現在（二〇二四年）の医療が抱える大問題です。患者の訴えを説明するに足る客観的な異常所見がないと手の施しようがない。ひどい医師は「心のクリニック」を紹介して身をかわす。これでは「かかりつけ医」の責務など果たせるわけがありません。

たとえば、主訴が「顔面が赤くなってお酒を飲んだように見えて困っている」という患者さんの訴えに「これは気逆だな」と意味を持たせられることは重要で、「何かに追い立てられるような焦燥感に襲われることはありませんか」、「動悸が起こることはありませんか」と「気逆」を確定するための問いかけをすると、「そうなんです。はじめてわたしの悩みを聞いていただけました」と感謝されることは少なくありません。漢方の素晴らしいところは、単に疾病状態であることを診断するだけでなく、その治療手段である漢方薬を持っていることです。気逆と

表 4-3　気逆の診断基準

気逆スコア			
冷えのぼせ[1)]	14	物事に驚きやすい	6
動悸発作	8	焦燥感に襲われる	8
発作性の頭痛	8	顔面紅潮	10
嘔吐（悪心は少ない）	8	臍上悸[2)]	14
怒責を伴う咳嗽	10	下肢・四肢の冷え	4
腹痛発作	6	手掌足蹠の発汗	4

判定基準　いずれも顕著に認められるものに当該のスコアを与え，程度の軽いものには各々の 1/2 を与える。
総計 30 点以上を気逆とする。
注 1）冷えのぼせとは，上半身に熱感があり，同時に下肢の冷感を覚えるもの。暖房の効いた室内に入ると誘発されるものがあり，これも 14 点を与えてよい。
注 2）臍上悸とは，正中部の腹壁に軽く手掌を当てた際に触知する腹大動脈の拍動をいう。

24 めまいがする	いいえ ・ 少し ・ はい ・ 非常に
25 立ちくらみがする	いいえ ・ 少し ・ はい ・ 非常に
26 車酔いしやすい	いいえ ・ 少し ・ はい ・ 非常に
27 鼻水が出る	いいえ ・ 少し ・ はい ・ 非常に
28 唾が多い	いいえ ・ 少し ・ はい ・ 非常に
29 泡のような痰が出る	いいえ ・ 少し ・ はい ・ 非常に
30 喉がつかえた感じがする	いいえ ・ 少し ・ はい ・ 非常に
31 胸が詰まった感じがする	いいえ ・ 少し ・ はい ・ 非常に
32 咳き込む	いいえ ・ 少し ・ はい ・ 非常に
33 急に動悸がする	いいえ ・ 少し ・ はい ・ 非常に
34 げっぷが出やすい	いいえ ・ 少し ・ はい ・ 非常に
35 食欲がない	いいえ ・ 少し ・ はい ・ 非常に
36 吐き気がする	いいえ ・ 少し ・ はい ・ 非常に
37 吐くことがある	いいえ ・ 少し ・ はい ・ 非常に
38 肋骨の下の部分のお腹が重苦しい	いいえ ・ 少し ・ はい ・ 非常に
39 急に腹が痛くなる	いいえ ・ 少し ・ はい ・ 非常に
40 腹が張る	いいえ ・ 少し ・ はい ・ 非常に
41 腹がゴロゴロ鳴る	いいえ ・ 少し ・ はい ・ 非常に
42 下痢しやすい	いいえ ・ 少し ・ はい ・ 非常に
43 水のような下痢をする	いいえ ・ 少し ・ はい ・ 非常に
44 おならがよく出る	いいえ ・ 少し ・ はい ・ 非常に
45 痔がある	いいえ ・ 少し ・ はい ・ 非常に
46 尿が多い	いいえ ・ 少し ・ はい ・ 非常に
47 尿が少ない	いいえ ・ 少し ・ はい ・ 非常に
48 残尿感がある	いいえ ・ 少し ・ はい ・ 非常に
49 時間によって症状が色々変わる	いいえ ・ 少し ・ はい ・ 非常に
50 月経不順・月経障害がある	いいえ ・ 少し ・ はい ・ 非常に

再診の方におうかがいします。

初診時の状態を10とした時、現在の状態はいくつに相当しますか？
下の線に印をつけて下さい。

症状　0　1　2　3　4　5　6　7　8　9　10

漢方を処方する薬局でも、患者様のお体の状態の把握が必要なため、この問診票の情報を薬局に提供しますが、よろしいでしょうか？

はい　・　いいえ　　　千葉中央メディカルセンター

図 4-9（つづき）

和漢問診票

記入日　　年　　月　　日　　体温　　℃/身長　　cm/体重　　kg

患者番号：　　　　　　　　　氏名：

最近（1～2週間）の状態についてお答え下さい。

いいえ：症状の全くない場合
少し　：症状があるが気にならない程度の場合
はい　：症状がはっきりあるが、日常生活に支障のない程度の場合
非常に：症状が強く、しばしば日常生活に支障をきたす場合

1 からだがだるい	いいえ・少し・はい・非常に
2 からだが重い	いいえ・少し・はい・非常に
3 気力がない	いいえ・少し・はい・非常に
4 集中力がない	いいえ・少し・はい・非常に
5 疲れやすい	いいえ・少し・はい・非常に
6 風邪をひきやすい	いいえ・少し・はい・非常に
7 昼間に眠くなる	いいえ・少し・はい・非常に
8 眠れない・眠りが浅い	いいえ・少し・はい・非常に
9 朝に起きにくい	いいえ・少し・はい・非常に
10 ゆううつである	いいえ・少し・はい・非常に
11 焦燥感に襲われる	いいえ・少し・はい・非常に
12 ちょっとしたことに驚きやすい	いいえ・少し・はい・非常に
13 顔が紅潮する	いいえ・少し・はい・非常に
14 足が冷え、顔がのぼせる	いいえ・少し・はい・非常に
15 手や足が冷える	いいえ・少し・はい・非常に
16 朝起きるとからだが強張る	いいえ・少し・はい・非常に
17 からだがむくみっぽい	いいえ・少し・はい・非常に
18 しびれや感覚の鈍いところがある	いいえ・少し・はい・非常に
19 手の平や足の裏に汗をかく	いいえ・少し・はい・非常に
20 こむらがえりがする	いいえ・少し・はい・非常に
21 ズキズキと脈打つような頭痛が発作的に起こる	いいえ・少し・はい・非常に
22 頭が重い	いいえ・少し・はい・非常に
23 目が疲れる	いいえ・少し・はい・非常に

図 4-9　問診表

確定すれば、虚実の属性を脈の力や腹壁筋の緊張度から「虚」と判断できれば、苓桂朮甘湯《りょうけいじゅつかんとう》＋甘麦大棗湯《かんばくたいそうとう》が選択されるというわけです。気逆の診断基準を**表4-3**に掲げました。右コラムの三番目に「顔面紅潮」があります。

患者さんは漢方的病態で納得してくれる

このような臨床を実践していて気づいたことがあります。それは「患者さんは自分の不具合の合理的な説明を求めているのであって、必ずしも西洋医学的病名を求めていない。」ということです。

症例

喉頭鏡では見えない「エヘン虫」

その一例を記します。五〇歳の自動車販売業の方です。数か月前から「ノドにエヘン虫がついて治らない。数か所の耳鼻科医院を受診したが喉頭鏡では異常がない」と言われているとのことです。そこでわたしは「これは漢方では気鬱という病気です。試しに半夏厚朴湯《はんげこうぼくとう》を服用してみて下さい。軽快するようなら気鬱で間違いありませんね」と言いました。それから食養生として夕飯は早めに、揚げ物は控える、寝る前に飲むヨーグルトなど胃酸の出るものは控えるように申し渡しました。そうしたらその患者さんは笑顔で「やっと病名が分かって安心しました」と言うではありませんか。

表 4-4　気鬱の診断基準

気鬱スコア			
抑うつ傾向[1]	18	時間により症状が動く[2]	8
頭重・頭冒感	8	朝起きにくく調子が出ない	8
喉のつかえ感	12	排ガスが多い	6
胸のつまった感じ	8	曖気（げっぷ）	4
季肋部のつかえ感	8	残尿感	4
腹部膨満感	8	腹部の鼓音	8

判定基準 いずれも顕著に認められるものに当該スコアを与え，程度の軽いものには各々の 1/2 を与える。

総計 30 点以上を気鬱とする。

注 1）抑うつ傾向とは，抑うつ気分，物事に興味がわかない，食欲がない，食物が砂をかむようで美味しくないなどの諸症状からその程度を判定する。

注 2）「時間により症状が動く」とは，主訴となる症状が変動すること。

つまり、患者さんの知りたいのは洋の東西に関係なく合理的に説明のつく病態が分かればよいことを知らされました。食養生を指導したのは、この病態で逆流性食道炎の合併が多いからです。この漢方薬の服用と食事の注意を守ったことで、数か月後に訴えはすっかり解決しました。気鬱の診断基準を**表4-4**に示しました。左コラムの三番目に「喉のつかえ感」というのが「エヘン虫」に該当します。12点の高得点が与えられています。

第3節

漢方の死生観とACP（Advance Care Planning）

医療論のまとめとして、漢方の死生観とACPについて記します。漢方は中国哲学、特に老荘思想の影響を受けて成立した医学です。生と死について『荘子《そうじ》』〔35〕の外篇・知北遊に「人の生は気の聚《あつ》まれるなり。聚まれば則ち生となり、散ずれば則ち死となる。」と記されているように、地球環境には目には見えないエネルギーがあるが、これが聚って閉鎖空間を形成すると生命体となり、寿命が尽きてこの閉鎖空間がなくなり、再びエネルギーの場に散れば、それが死である。この道理を知ればわたし達は心を悩ますことはないというのです。そこには天国も地獄もありません。

また仏教においても、般若心経に「色即是空、空即是色」とあるように、わたし達自身を含め「在る」と思っているものは、相対認識で、実は「空」（無）であるという存在論と死生観が記されています。

漢方はこのような死生観を基盤としているので、経口摂取ができなくなれば、家族に看取られながら死んでいくのを当然のこととしてきました。胃瘻や人工呼吸器に繋がれて生き長らえるという発想はありません。それは単に「そのような医療技術を持てなかった」からではありません。「人間としての尊厳を保って死ぬ」という思想がそうさせたのです。そういうわたし自身も尊厳を保って死に臨みたいと考えています。

この歳になっても、病院勤務をしていますと、様々な恩恵に浴すチャンスがあります。先日、院内セミナーでＡＣＰの講習会があり、これを受けることができたのです。

超高齢社会が抱える問題への非常に重要な取り組みだと、わたしは思います。自分自身が自らの終末期を「考える力のあるうちに」決断しておく。「命ほど尊いものはない」との不可侵の情念から、食事摂取もできなくなった高齢者に、胃瘻を造設して「寝たきり状態」にして生かしておくのは「虐待」ではないか。宮本顕二先生の『欧米に寝たきり老人はいない』[36]を読んで、深く共感するものがありました。

人間としての尊厳を失って「寝たきり」であることは、社会に対しても大きな経済的負担をかけていることも指摘しておきたいと思います。医療保険、介護保険の恩恵に浴し、しかも年金の支給も受けるというのでは、少子高齢社会は乗り切れません。わたしは、この機会に宣言します。「帰宅できる見込みが極めて低ければ、一切の延命行為を拒否します」。

参考文献

〔35〕遠藤哲夫ほか：新釈漢文大系．荘子（下巻）．明治書院．東京．一九六七．五七四
〔36〕宮本顕二ほか：欧米に寝たきり老人はいない（増補版）．中央公論新社．東京．二〇二一

第5章 医学教育と漢方

第1節

初期研修医へのインタビュー

結論から言って、医学教育モデル・コア・カリキュラムの漢方関連の教育は実際のところほとんど成果を上げていないことが分かりました。この事実を知ったのは、わたしが現在勤務している職場（医療法人社団誠馨会千葉中央メディカルセンター）の初期研修医の皆さんとの個人面談の結果です。この職場には初期研修医一年目と二年目が各五人、合計一〇人が在職しています。そこで個別に次のような点についてインタビューしました。


Q1．学生時代に漢方についての講義や実習はあったか？

Q2．自分自身や家族が「漢方薬」を服用したことがあるか？

Q3．あるとすれば、感想は？

Q4．一〇年後の自分の姿はどのようなものか？

Q5．当院に「和漢診療科」があることを知っているか？　外来診療を見学してみたいと思うか？

Q1．学生時代に漢方についての講義や実習はあったか？

インタビューの結果分かったことは、Q1については出身大学によって大きな差があり、たとえば「漢方では陰陽虚実などという用語を用いますが学生時代に講義で聞いたことがありますか」というわたしからの質問に「聞いたような気がするけれど、記憶の外です」という方が一〇人中八人でした。ただし、当院では漢方についてのミニレクチャーをしていますので、研修医二年目は全員が理解していますが、学生時代の記憶となると、やはり怪しい。

Q2・Q3：自分自身や家族が「漢方薬」を服用したことがあるか？

この質問には三人が「はい」と回答しました。二日酔いに五苓散《ごれいさん》、風邪に葛根湯《かっこんとう》、下肢のこむらがえりに芍薬甘草湯《しゃくやくかんぞうとう》でした。漢方薬の服用経験の有無にかかわらず、漢方薬にどのようなイメージを持っているかを尋ねましたら、おおむね好印象を持っているとのことでした。しかし質問者がわたしなので、信頼性には欠けますね。

これに関連して興味深い意見が寄せられました。「救急対応をしていると、現在服用中のクスリのチェックが必要になることがあるが、漢方薬を服用している場合には知識がないので困る」ということでした。漢方薬にも有害事象は起こります。薬剤性間質性肺炎、偽アルドステロン症、薬剤性肝障害などです。

Q4．一〇年後の自分の姿はどのようなものか？

皆さん、あまり一〇年後のことは考えてはいない様子でしたが、進むべき診療科を決めた方が二人おりました。総合診療科と消化器外科でした。

医学博士の学位については、全員が関心がありませんでしたが、これは地域基幹病院である当院にマッチングして研修を行っていることが関連しているように思いました。研究者の道を歩もうとする人たちは大学病院での初期研修を選んでいると考えられるからです。総合診療科に進むことを決めた方がいますが、これは当院には鈴木慎吾先生という優れた総合診療医がおり、初期研修の研修責任者であることが影響したようです。先日、カンファレンスルーム前に「試験中ですので静粛に願います」と張り紙がしてありました。試験はまだ始まっていなかったので室内をのぞくと、ＰＣが机の上に置かれていました。鈴木慎吾先生に伺うと、「研修医評価試験」だそうで、何と当院では昨年は全国第一位であったとのことです。鈴木慎吾先生の日ごろの努力の賜物だと思いました。

Q5．当院に「和漢診療科」があるのを知っているか？外来診療を見学してみたいと思うか？

さすがにこの質問には全員が「はい」でしたが、希望に沿うには二年目の内科外来研修に合わせて、午前中は一般内科、午後は都合のつく時に和漢診療科を見学するということを鈴木慎吾先生とも相談のうえで、制度化することを考えています。ちなみに鈴木慎吾先生はわたしが主宰している漢方塾の塾生です。

以上のまとめ

医学教育モデル・コア・カリキュラムの「和漢薬を概説できる」という必須項目は、教育としては実行されてはいるものの、ほとんどその成果を上げていないことが分かりました。

これでは本書の提案する「漢方を交えた医療」の実現は極めて困難な状況にあることを認めなくてはなりません。そして、この状況をいかにして打開するかが具体的な課題です。

第2節　そもそもモデル・コア・カリキュラムはどうしてできたのか

一九九九年（平成一一年）、まさに二一世紀を目前にした年に、文部科学省高等教育局の設置した「二一世紀医学・医療懇談会」から第四次報告が出されました。この懇談会は、その五年前に設置されたものですが、わたしはその全文を読んで、非常な感動を覚えました。この全文はＷＥＢサイトに公表されていますので、これを引用します。

〔基本的な検討の視点〕

今日、我が国の医学・医療は、患者一人一人の人権や意思を尊重した、国民に開かれた医療の実現、少子高齢化、高度情報化社会への適切な対応、世界をリードする先端的な医学・医療の研究開発の推進、地球的規模での医学・医療協力への貢献など、様々な重要課題に当面している。

今後の医師・歯科医師の育成に当たっては、これらの諸課題をふまえ、将来における国民の多様かつ高度な医療サービスに対するニーズに応える人材や、将来の医学・医療を切り拓く研究の進展に寄与する人材を育成することが求められている。（中略）また、医療の高度化、専門化の一方で、地域に根ざしたプライマリ・ケアや高齢者医療、救急医療などの身近な医療体制の不十分さが指摘されており、これらに対応した人材の育成が急務になっている。

〔教育内容の精選と多様化〕

今後、医学・医療に対するニーズはますます多様化し、地域医療はもとより、福祉・介護、国際医療協力、製薬などの様々な分野において、医師・歯科医師の一層の活躍が求められるようになることが予想される。各大学においては、こうした社会的ニーズの多様化に対応して、かかりつけ医機能を担う人材、医療・福祉・介護の連携の要となる人材、国際医療協力に携わる人材、生命科学などの学際的な基礎研究に携わる人材など、様々な人材を養成することができるよう、多様な学科やコースの導入を積極的に図っていくべきである。

わたしはこの「答申」を読んで、大きな感動を覚えました。その第一点は、「国民の要請にどう答えたらよいのか」と、「国民の目線」に立って検討がなされていることです。

第二点は「二一世紀を迎える日本の医療が抱える諸問題」が漏れなく、しかも整然と整理され、そこで抽出された問題を解決するための方策が論じられ、さらにその方策を実現するために医師・歯科医師の教育はどうすればよいかがまとめられているのです。

この「第四次答申」を読むと「国民を幸せにするには医療を提供する側がどうしたらよいか」について懇談会で非常な緊張感をもって論議がなされたことが伝わってきます。

したがって、日本国の医療を論じるにはこの答申に立ち返って、これをスタートラインとしなければならないとわたしは考えます。なぜこのようなことを改めて記すかというと、この答申から二五年を経過した二〇二四年（令和六年）の今日、医療界内部の改革が遅々として進まず、また財政上の問題から、この「答申」の内容が歪められていると考えるからです。

ここに記された「国民の多様かつ高度な医療サービスに対するニーズ」の一つに「漢方を理解する医師」が求められていることが挙げられます。そこで、この「答申」にある「教育内容の精選」を実現するために「医学教育モデル・コア・カリキュラム」が定められ、これに「和漢薬を概説できる」という項目が組み入れられ、二〇〇一年から実施されているのです。このカリキュラムは、数回の改訂がなさ

表 5-1 カリキュラムにおける漢方の位置づけ

〈医学教育モデル・コア・カリキュラム R4 改訂版〉

CS 患者ケアのための診療技能

－02 患者情報の統合、分析と評価、診療計画

－04 治療（計画、経過の評価）

－CS－02－04－14

漢方医学の特徴、主な和漢薬（漢方薬）の適応、薬理作用について概要を理解している。※

※「講義や実習等で、口頭・文章・図表 等によって指示されるメッセージから意味を構成する」ことを指し、「解釈する」「例示する」「分類する」「要約する」「推論する」「比較する」「説明する」といった動詞の主旨を包含する。

（医学教育モデル・コア・カリュキラム 令和４年度改訂版 モデル・コア・カリュキラム改定に関する連絡調整委員会）

れていますが、令和四年度改訂版の記述を表5-1に示します。医学生が卒業までに修得しなければならない事項として、漢方の「思考の枠組み」を知ることが明記されています。

第3節 医師国家試験と漢方

なぜモデル・コア・カリキュラムが定められたかを前節に記しましたが、その実効性は上がっていないことは先に記しました。これを解決する最も有効な方法は、国家試験に漢方関連の問題を出題し、その「思考の枠組み」のキーワードである陰陽虚実、気血水の病態、あるいは漢方薬の特徴などの問題を出題することです。こうすることによって、国民が望んでいる「漢方を交えた新しい医療」が実現できるからです。

国家試験に漢方が出題されない理由

なぜ国家試験に出題されないのか。この重大問題の根源は縦割り行政にあるとわたしは考えています。その根拠は、一九九九年に「文部科学省の高等教育局」が主導して医学教育モデル・コア・カリキュラムを策定したわけですが、この文部科学省が策定したカリキュラムの理念を、医師免許授与の権限を持つ厚生労働省が共有していないのです。実は厚労省と文科省の医学教育の風通しをよくするために、文科省高等教育局医学教育課の課長職は厚労省から出向するという人事交流が三五年前から行われていますが、医師国家試験に漢方関連の問題が出題されないという状況には何の変化もありません。非常に残念です。特に私立の医科大学や医学部は医師国家試験の合格率が大学の存続に関わる大問題ですから、国家試験に出題されない漢方の教育をないがしろにするのは当然のことなのです。医学生もまた過去の問題集などで国家試験の出題に敏感に反応しますので、学生諸君も漢方の講義があっても上の空で、勉強しようという意欲がわかないという結果になっているのです。「医師国家試験出題検討委員会」(正式な名称をわたしは知りません)に漢方の専門家の意見を汲み上げていただき、具体的な出題を実現していただきたいと心から願っています。

一方、漢方の教育をする側にも問題があって、漢方という「異文化」の持つ医療学上の意義を自分の中で確立していない。つまり、マニュアルに沿った「なおざりの教育」をし、学生諸君の心に響く講義をしない(できない)のです。教育というのはそれほど効率の良いものではなく、座学の講義で理解(心に火をつける）できる学生は約10％です。学習にはこれを受ける際の微妙なタイミングがありますから、座学だけでなく外来診療の見学など、できるだけ多く、手を変え、品を変えて、漢方と触れ合うチャンスを提供することが必要です。

日本の医師が漢方を学ぶ意味、実践の場がある意義

本書でわたしが提案する「日本型医療システム」の構築には漢方そのものを深く理解し、高度なレベルで臨床実践できる医師の養成が不可欠です。ただし、誤解のないように再度申し上げますと、医師の全員が漢方の達人になれと言っているのではありません。漢方の「思考の枠組み」の概略をすべての医師がもっているだけで十分です。そして漢方による外来診療や入院診療の場を大学病院の中にもつことは、医学生や研修医の皆さんに実際の診療を診てもらう貴重な機会を提供できることになります。さらに言えば、後に話題にする「かかりつけ医」からの紹介先としての役割を担えるのです。

そしてもう一つ、大学病院に「漢方診療部門」がある意義は、大学院生を受け入れ育てるという大事な役目があります。その理由は、現在の日本における教育職（教授・准教授など）の選考に当たっては、博士（医学）の学位が必要だからです。漢方の人材育成には、博士論文を提出するための研究活動を一定期間大学で行うことが必要になります。現在、医学部・医科大学に設置されている漢方診療の場の一覧を**表5-2**に掲げました。第六章で記しますように、後期研修が終わったらすぐに漢方の道に進む必要

表 5-2　大学病院の漢方外来の状況

- 東北大学病院　漢方内科
- 秋田大学医学部附属病院　漢方外来
- 千葉大学医学部附属病院　和漢診療科
- 富山大学附属病院　和漢診療科
- 三重大学医学部附属病院　漢方医学センター
- 滋賀医科大学医学部附属病院　漢方外来
- 京都大学医学部附属病院　漢方診療ユニット
- 大阪大学医学部附属病院　漢方内科
- 神戸大学医学部附属病院　漢方内科
- 島根大学医学部附属病院　漢方外来（内科/外科）
- 岡山大学病院　漢方臨床教育センター
- 広島大学病院　漢方診療センター
- 山口大学医学部附属病院　漢方診療科
- 愛媛大学医学部附属病院　漢方外来
- 大分大学医学部附属病院　漢方外来
- 鹿児島大学病院　漢方診療センター
- 福島県立医科大学会津医療センター　漢方内科
- 名古屋市立大学病院　漢方医学センター
- 京都府立医科大学附属病院　漢方外来
- 奈良県立医科大学附属病院　漢方外来
- 埼玉医科大学病院　東洋医学科
- 国際医療福祉大学成田病院　漢方外来
- 北里大学東洋医学研究所　漢方鍼灸治療センター
- 慶應義塾大学病院　漢方医学センター
- 順天堂大学医学部附属順天堂医院　漢方先端臨床医学
- 昭和大学病院　東洋医学科
- 東海大学医学部付属病院　東洋医学科
- 東京医科大学病院　漢方医学センター
- 東京女子医科大学附属東洋医学研究所　東洋医学研究所クリニック
- 東邦大学医療センター大森病院　東洋医学科
- 日本医科大学付属病院　東洋医学科
- 近畿大学病院　東洋医学研究所附属診療所
- 久留米大学医療センター　先進漢方治療センター

は全くありませんが、「心に火が着いた時」にアクセスする情報として参考にして下さい。

病院経営における本来の「採算性」とは

このような漢方の臨床の場は医学生の教育の視点からも重要ですが、実はそれほどには増えていかない現実があります。医師国家試験に出題されていないことが最大の要因ですが、病院経営という経済的な理由も大きな壁になっています。

これはわたしが見聞した話ですが、ある医科大学で「漢方の講座」を作るということで知人が応募し教授職に任用されました。ところが、新設大学ですから病院の本院が未完成で、関連の病院で待機する形での診療を始めました。この間に漢方推進派の大学役員が辞職されたのです。するとどうでしょう。大学の事務当局から「経営上その採算性が悪い」という理由で、「先生の給料は診療報酬でご自身が得た金額にさせていただきたい」との通達があったそうです。漢方外来の診療報酬は、いくら頑張っても初期研修医の月給以下です。それだけ保険財政にとって、あるいは患者さんにとって安価な診療なのです。その知人は怒って教授職を辞任してしまいました。

この採算性について、大学病院に限って話を進めますと、採算性が良いか悪いかは目の前の数字だけでは評価できません。多愁訴の患者さんが忙しい一般内科の医師を一回の受診で三〇分以上悩ませることが少なくありません。このような患者さんを和漢診療科で数十人対応した場合の経済効果はどう評価されるべきでしょうか。一般内科医には「わけの分からない患者さん」を漢方診療科で引き受けていますので、内科医は自分の得意とする領域で、時間を有意義に使い、より多くの患者さんに対応することができるのです。この経済効果をハッキリと評価しなければなりません。もう一つのメリットは自分の職場内の看護職や事務職の方々の健康回復を担える医療を提供できます。「気」の項で記したように、医療を提供する側が「気虚」や「気鬱」では職場環境は良くなりません。

また、入院患者さんに他科から往診の依頼があり、問題を解決した事例を本書ではいくつか紹介しましたが、入院はDPC（包括医療）で費用が算定されますので、入院期間はなるべく短い方が病院経営上は有利です。もちろん、患者さんにとっても幸せなことです。このようなことも「漢方の採算性」を論じる場合には考慮すべき事柄だとわたしは考えています。

教育の場である大学病院は言うに及ばず、研修医の教育に当たっている、地域基幹病院での漢方診療部門の設置は、「医療をどう考えるかという理念」と「採算性をどう考えるかという現実」の問題で、わたしの現在お世話になっている病院、九州の麻生飯塚病院、千葉県の亀田総合病院、福島県立医科大学・会津医療センター、千葉大学、富山大学など**表5-2**にリストアップした病院も経営者（あるいは大学執行部）の「理念」すなわち「患者さんのニーズに幅広く応じ、治せる病院をめざす」という姿勢を貫いており、採算性を高い位置から俯瞰している貴重な存在なのです。日本の医科大学、医学部は八二校ですから、約40％の大学に漢方外来などが設置されていることになります。

「病院経営」を重視し、不採算部門は切り捨てるというような「医療の本質を見失いつつある日本の医療」で、多くの若い医学生や初期研修医が教育されている現状を見ると、自動車の損害保険を悪用した某社の経営理念と基本的に変わらない医師が、大勢育成されるのではないかと心配しています。

約三五年前に、わたしが実際に「霞が関」で耳にしたことですが、ある方が「アメリカ合衆国の医療は漢方を必要としていない。したがって漢方は不必要だ」と公言していました。日本国はアメリカ合衆国の属国ではありません。自らの誇るべき文化としての漢方を、大事に育ててゆくこと。それは国家のアイデンティティーであり、「国家の品格」なのです。

第4節 漢方教育を担う人材の育成と教員選考の問題点

前節で述べたように、漢方と西洋医学を統合した日本独自の新しい医療を展開するためには、漢方の専門医を育てる努力が必要です。なぜ漢方を強調するかというと、西洋医学の専門医は自律的に育ってゆく教育・研究制度がすでに確立しているからです。

漢方の専門医を拡大再生産するには、大学における診療と研究に従事できる人材の育成が求められます。その際の大きな問題は、教員選考をする教授会が、漢方を担う人材の評価について科学至上主義を基準にし、正しく行えない恐れがあるのです。

わたしは三四歳で新設の富山医科薬科大学附属病院和漢診療部に教授会の選考を経て就任しました。あまり苦労話はしたくはありませんが、その時のわたしの論文は博士論文（英文）一報と症例報告（和文）一報だけでした。しかし、この人事を仲介して下さった千葉大学の熊谷朗教授（東洋医学研究会の顧問教官でした）がわたしの漢方に対する情熱と臨床能力を評価して下さり、おそらくこのことを富山医科薬科大学に伝えて下さったと考えています。富山医科薬科大学としても建学の理念に「東西医学の融合統一」を掲げているのに、いざ公募してみたら応募がなく、相当に慌てたようです。そこでわたしが教授会の選考によって講師として選ばれたのです。

さらに幸運であったのは、この富山の話があった数年前から「東洋医学研究会」の同志・土佐寛順先生、今田屋章先生とわたしは恩師の藤平健先生を囲んだ勉強会を千葉市内で毎月開催していましたので、最初は土佐寛順先生と二人で富山に赴任し、二年後に今田屋章先生、そして三年後には伊藤隆先生が、その翌年には檜山幸孝先生、三潴忠道先生が戦列に加わって下さったのです。薬剤部長の堀越勇先生にも感謝しなければなりません。生薬の調剤、入院患者さんへの煎じ薬の作製など全面的に支えていただきました。

基礎研究の面では同じく東洋医学研究会の同志で薬学修士であった鳥居塚和生先生（後に昭和大学薬学部教授）が薬剤部に赴任して助力下さり、また和漢薬研究所の諸先生のお力添えを得て上記の諸先生はじめ入局してくれた若手医師が博士論文の研究をしました。

最も辛い思い出は、土佐寛順先生の博士号の申請でした。瘀血《おけつ》診断基準を作成し、瘀血病態の患者では、血液粘度が病態の重症度と相関して高まることを明らかにした論文でしたが、第一内科の教授が「瘀血は西洋医学にはない用語であるから一般に通用する言葉に直しなさい」と言われたことでした。これでは漢方を否定されたのも同然です。「ともかく審査会の席で、わたしが良く説明しますので、このまま申請させていただきます。審査会でダメと言われたら、その時に考えさせて下さい。」と正面突破を敢行し、突破に成功しました。

「東西医学の融合統一を建学の理念」とする大学でこのありさまですから、通常の大学における教育者の選考が思いやられます。科学至上主義の観点で漢方の教授選考をするのは率直に言って誤りです。教授選考の際には事前に選考委員数名による委員会が設けられますが、わたしはすでに活動している和漢診療学や漢方内科学の教授などを学外から招聘して委員会のメンバーに加えてもらう、あるいは参考意見の聴取を希望します。こうすることによって、通常の教授選考の業績一覧には掲載されず、また評価基準にもならない『日本東洋医学雑誌』や『漢方の臨床』に掲載された和文の原著論文、症例報告なども正当に評価されることになりますし、漢方の臨床家としての実力、人柄、教育や研究に対する姿勢なども評価に組み入れられるようになると考えるからです。

第6章

漢方を取り入れた医師たちへのQ＆A

本書は「漢方を交えた医療論」であり、決してすべての研修医や医師の皆さんに「漢方を学ぶべきだ」と強要するものではありません。しかし、皆さんが専門医となり、さらに医療のレベルを上げたいと思った時に参考となる事柄を記しておきます。

なお日本東洋医学会は「専門医」制度を持っておりますが、その受験資格は基本領域、たとえば内科認定医・専門医であることが受験資格として求められていますので、まずは基本領域で頑張って下さい。

さて、本章では、比較的最近になって漢方に積極的にアクセスした親しい医師の皆さんにわたしからE-mailを用いて質問し、その回答をいただきましたのでご紹介します。

第1節 なぜ漢方を学ぼうと思ったのか

〔質問1〕先生はなぜ漢方を学ぼうと思われたのですか？もし、具体例があれば記して下さい。

〔回答1：順天堂大学総合診療科・齋田瑞恵先生〕

契機は、女性の不定愁訴に処方した漢方薬が著効したことでした。総合診療の外来には、臓器別では対応できない主訴で困っている方が多く受診し、総合診療医に漢方は必須と思っております。

〔**回答2**：千葉中央メディカルセンター総合診療科・鈴木慎吾先生〕

学生時代は偏食があり、体調を崩して運動部の成績が伸びなくなった時期がありました。医療機関を受診しても原因は見つからず、食生活の見直しと身体ケアを実践すると心身の回復を実感できたため、「医食同源」、「未病を治す」などの漢方の概念・治療法に興味を持ちました。

〔**回答3**：福島県郡山市星総合病院脳外科・小林　亨先生：漢方外来の責任者で活動中〕

漢方を学ぶきっかけとなった症例です。

一九九八（平成一〇）年二月。とある関連病院に出向中のことです。午後の外来に長く定期通院している八〇代の女性が受診しました（わたしは初めての診察）。腰痛持ちの方で腰痛が悪化した、と訴えました。「一週間前から腰が痛くてしびれてたまりません。もらっている薬を飲んでも効きません。かえって胃も痛くなる一方です」。その時の処方はロキソプロフェン、チザニジン塩酸塩（テルネリン®）、エペリゾン塩酸塩（ミオナール®）、ジクロフェナクナトリウム（ボルタレン®）、メコバラミン（メチコバール®）、マーズレンS、頓用でボルタレン®坐薬・セデス®（わたしの初診時は分かりませんでしたが、持病に加え、寒い時や天気が悪い時に症状が増悪したため、徐々に追加されてこの処方内容になったようです）でした。

この時わたしは困りました。当時これ以上処方を追加しても良くなるとは思えなかったからです（追加処方できる薬剤ももうないとも思いました）。患者さんを前にしてふと思い出したのが、昼食後何気なく医局で読んでいた「漢方診療 vol.17 No.1 .1998」でした。そういえば、腰痛に漢方薬が効いていたな、と早速医局に走り、ページをめくってみたのが「腰部脊柱管狭窄症の急性痛に当帰四逆加呉茱萸生姜湯《とうきしぎゃくかごしゅゆしょうきょうとう》が有効であった一例」。患者さんに、「今までのお薬（西洋薬）は効いていないばかりか、副作用が出ています。かわりに漢方薬をお出しします。これだけ服用して下さい」と言って、処方しました（心境は半信半疑、一か八か、苦し紛れ）。一〇日後、患者さんはニコニコして受診、「すっかりよくなりました。痛みも1／10になり、しびれも胃痛もなくなりました。もう大丈夫です。体もぽかぽかしていい薬です。」

　これまであれだけ西洋薬を処方して効果がなかったのに、漢方薬に切り替え、劇的に効果があった（プラセボ効果ではない）ため、漢方薬侮りがたし、と感服したことがこの道に入ったきっかけです（漢方診療 vol.17 No.1 は保存してあります）。当初は、腰痛＝当帰四逆加呉茱萸生姜湯で処方していましたが、当然効かない患者さんも多くいました。ツムラの手帳を見ても腰痛だけでも数多くの処方があります。漢方には漢方の理論があるのだな、それに則って処方した方が打率が上がるのだな、と思い少しずつ勉強するようになりました。

〔回答4：千葉中央メディカルセンター和漢診療科・太田陽子先生：小児外科専門医〕

　わたしは、学生の時に漢方の講義を受け、漢方は、病名という形にとらわれず、患者さんの体質を踏まえた治療を行う、という点に非常に共感を持ちました。そのため、どの専門分野に進んでも漢方の勉強をして、それを診療に取り入れたいと考えていました。

漢方で、西洋医学では解決できない病態を治療するだけでなく、西洋医学よりも、より患者さんに合った治療ができる場面があるのではないかと考えました。

〔**回答5：岡山大学総合内科・漢方教育センター長・植田圭吾先生：神経内科専門医でしたが、わたしが千葉大学に在任中に入門した経歴があります**〕

ずっと勉強したいと思っておりましたが、なかなかよいタイミングがありませんでした。二〇〇八年だったと思いますが、千葉で開催された老年医学会に参加した折に、（寺澤）先生のご講演をお聞きして本格的に勉強したいという思いが強くなりました。キャリアとしてもちょうど転機だったため、思い切って千葉大学和漢診療学講座の門を叩きました。

〔**回答6：郡山市・すみこしこどもクリニック・隅越　誠先生：星総合病院に在職中から一緒に勉強をしています**〕

一番の契機になったのは、全国的な麻疹の流行が起きた時（二〇〇一年）に漢方薬を使用したことでした。ご承知の通り、麻疹は非常に感染力が強く、発症すると肺炎や脳炎などの重篤な合併症を併発することが多い感染症です。当時、麻疹ワクチン未接種の乳幼児をはじめ、多くの小児感染例がありました。高熱、全身状態不良にて入院し、脱水には輸液、また二次感染が疑われる例には抗菌薬投与などを行いますが、麻疹に対する根本的な治療法がないため、さらに病状が悪化する例が多数ありました。また免疫グロブリンは血液製剤でありコストもかかり安易に使用できる薬ではないため、麻疹自体に有効な治療法がないと思い悩んでおりました。そんな折、阿部勝利先生のご著書（『外来診療における感染症と漢方』医歯薬出版株式会社）を拝読する機会があり、麻疹に対しての有効例が提示されていて、漢方薬を使用してみました。その本には升麻葛根湯《しょうまかっこんとう》と白虎加人参湯《びゃっこかにんじんとう》の二剤の有効性が示されていましたが、当時の勤務先の総合病院で採用されていたのは白虎加人参湯の方だったので使用してみました。そうしたところ、明らかに発熱期間が短縮したり、高熱でぐったりしていた児、機嫌が悪く泣いてばかりいた児が以前よりも早く元気になっていく姿を多数目の当たりにしました。大変驚いたと共に、漢方薬の有用性を肌で実感できました。

難治症例への「態度」

各先生には、まさに「ご縁」に頼ってE–mailを差し上げたわけですが、すべての先生方に共通することがあることに気づきました。

西洋医学の標準的な治療では対処しにくい病症の患者さんに出会った場合の態度です。普通の臨床医であれば、標準的な治療法で十分に対応したので、それ以上のことはできないと自分を納得させてしまう。ところがここに登場した先生方は「何か別の手段があるかもしれない」と考え、漢方との遭遇を成し遂げておられるわけです。本書を読んで下さっている若い医師の皆さんは、どちらの道を選ばれるのでしょうか。

第2節 研修医の皆さんへのメッセージ

第1節でのQ&Aの次に以下のような質問をしました。以下はその〔回答〕です。

〔質問2〕特に研修医の皆さんに贈るメッセージがありましたらお願いします。

〔回答：齋田瑞恵先生〕

漢方は『食事×薬』の代表です。医学的にも承認された漢方薬は必ず患者さんだけでなく、身近な家族や友人にも役に立てることができます。また、西洋医学的な教育を受け、同時に漢方薬を処方できるのは日本だけです。ぜひどの分野を専攻しても役に立ちますので、漢方を勉強して下さい。

〔回答：鈴木慎吾先生〕

スーパーローテートで最も学んで欲しいことの一つは、それぞれの診療科の視点です。全く同じ患者さんを診たとしても、注目する所見、重要視する情報が異なっているはずです。そして他科を尊重し合う協力的な医療を実践できれば、専門領域に進んでも自科の長所・短所を発見しやすくなります。さらに漢方を学習すれば診療能力が高まるだけでなく、西洋医学をより深く理解できるようになると思います。

〔**回答**：小林　亨先生〕

まずはある程度、西洋医学的に専門性を持ってから、その中で、漢方治療を取り入れていくと良いのではないかと思います。総合診療科やプライマリ・ケアを最初から志すのであれば早くから学ぶことも良いでしょう。

〔**回答**：太田陽子先生〕

いろいろなことに興味をもち、自分が将来進む診療科以外の診療科こそ、一生懸命取り組まれると、その経験が将来財産になると思います。

〔**回答**：植田圭吾先生〕

わたしの経験をふまえて申しますと、西洋医学の実践経験があると、より漢方の魅力を感じるのではないかと思います。研修医に漢方医学教育をする機会は少ないのですが、学生さんには漢方医学と西洋医学、それぞれの得意なところを知ることが大切だと講義や実習で伝えております。

〔**回答：**隅越　誠先生〕

漢方を診療に取り入れることにより、心身一如の視点から患者さんを診察することができ、より全人的な医療が可能になると思われます。診療の幅が大きく広がるとともに、患者さんとの豊かなコミュニケーションツールとなります。さらに漢方医学には「未病を治す」の概念も含まれており、今後医療に求められることを満たす一手段として、ますます注目されていくのではと思います。ぜひ、楽しみながら学ばれることを勧めます。

専門をもつことは漢方を学ぶうえでも有効

わたし自身のことを振り返っても、内科全般の初期研修の後に神経内科の専門医の資格を得ています。そのことが漢方の理解を深めていると思います。また神経解剖学を専攻して大学院を修了し「博士の学位」を得ていなければ富山医科薬科大学から招聘されることもなかったと考えています。何しろ還元主義の価値観で教授会では人を選ぶわけですから、博士の学位論文と神経内科専門医の資格（第一回の専門医試験に合格したので、第三号です）は有効でした。

その一つの成果は漢方で重要視する腹部に現れる圧痛点などの発現メカニズムを神経解剖学と生理学

によって、明らかにできたことです。[17]

ところで、「日本東洋医学雑誌　J-stage」で検索しますと、漢方の症例報告や論説などのすべてを、会員資格などなくても検索できますので、試しにアクセスして下さい。

結論的には、西洋医学の何かの専門医をまずはめざす。可能であれば博士（医学）のための研究に従事してみる。そして漢方のことも常に意識して、標準的治療で十分な効果が得られない場合には専門医にコンサルトしながら学びを深めていくことです。また、標準的治療を行う際にも、陰陽や気の視点も考慮してみると新たな世界が見えると思います。最初から漢方を深く学びたい人は、後期研修を千葉大学和漢診療科、富山大学和漢診療科をはじめとする大学病院を選択することを勧めます。

第7章

印象に残った症例

本章では、わたしのこれまでの臨床経験を記し、次の第8章の布石にします。先日、同僚の太田陽子先生から「神経症が疑われる多愁訴の患者さんが治らなくて困っています。患者さんは寺澤先生に診てもらいたいと言い張っていますが、お回ししても大丈夫でしょうか？」と尋ねられましたので、「大丈夫ですよ。何しろ先生が生まれる前から医師をしておりますからね」と答えて、二人で大笑いしました。わたしは一九歳で漢方を学びはじめましたから、六〇年が経過したことになります。

ビギナーズ・ラック：兄の感冒に麻黄附子細辛湯

わたしは一九六五年に千葉大学東洋医学研究会に入会しましたが、その当時の部室には小太郎漢方製薬の漢方エキス製剤（薬局販売用の製品）が数種類保管されており、部員は自分や家族にこのクスリを試すことができました。部費で購入していたので、使う時には相応の費用を支払う約束になっていました。葛根湯《かっこんとう》、桂枝湯《けいしとう》、麻黄湯《まおうとう》、麻黄附子細辛湯《まおうぶしさいしんとう》などの感冒に用いるエキス剤が揃っていました。当時わたしは自宅から九〇分かけて通学していましたが、ある日のこと、帰宅すると、兄が風邪を引いて寝ていました。頭痛がみられ、体温は37・8℃。寒い寒いと言ってガタガタと震え、フトンを二枚かけています。しかも唇が青くなっています。これはただごとではありません。脈は浮ですが、数（頻脈）ではない。これは陰の状態の風邪の初期だと考えました。幸運にも部室から持ち帰った麻黄附子細辛湯エキスが鞄の中にあったので、微温湯で二包（常用量の二倍）を服用してもらいました。約一五分が経過したころ、スヤスヤと寝入っています。その後四〇分程で熱いと言ってフトンをはねのけましたが、全身にしっとりと汗をかいています。そして体温も平熱となり、「あースッキリした」と元気に起き上がりました。

東洋医学研究会で藤平健先生がこの漢方薬の話をして下さり、鞄の中に備えていたのが良かったと思います。ちなみに、麻黄附子細辛湯の適応となる病症（証）では咽頭痛を伴うことが多々みられます。陽の風邪の初期で咽頭痛を訴える場合は桂枝麻黄各半湯《けいしまおうかくはんとう》の証である可能性が高くなります。

麻黄附子細辛湯証のような熱感のない病症に、発熱しているからといって、安易にアセトアミノフェンを用いてはいけないと漢方の知恵は教えています。

慢性の下痢に真武湯

医療用漢方エキス製剤が保険適用となった一九七六年の症例です。この頃、わたしは大学院の学生でしたが、すでに結婚し、子供もおりましたので、解剖学の大谷克巳教授にお願いして毎週水曜日と土曜日にアルバイトに行かせてもらいました。当時の大学院生は他の病院や大学の常勤職員であることは禁じられていたのです。水曜日のアルバイト先は国保・山武郡南病院（現・大網病院）で、内科医として外来診療と入院患者の管理でした。内科病床は三〇床でしたが、常勤の内科医は院長の関秀一先生お一人でしたので、アルバイトの数人の後輩と日替わりで入院患者の管理に当たっていました。当然治療方針をめぐって意見の相違が発生します。カルテで展開される論争を「楽しみにして読んでいました」と数年後に親しい後輩から言われました。

その内科外来に数年前から下痢や軟便を主訴に通院している六〇歳の女性がおりました。下痢止め（次硝酸ビスマス）を服用すると便秘になり、困っているということで、なんと病院長からの紹介で受診しました。院長とはカーテンで仕切られた隣り合わせのブースでした。

そこで漢方的な診察を行ったところ、手足が冷え、腹部も軟弱で冷えています。これは陰に属する過敏性腸症候群で真武湯《しんぶとう》証だと考えました。めまい感は伴いませんでしたが、両下肢に軽度の浮腫も見られます。そこで、真武湯エキス7・5g分3で処方し、二週間後の再診予約としました。再診時には下痢もすっかり良くなり、普通の固形便となりました。「こんなに効くクスリはないですね」と患者さんもビックリです。院長はあまり感激していませんでしたが。この患者さんには、体を温めて下痢を治すクスリだから、アイスコーヒーや冷たい飲食物はダメですよ、と指導しました。そして、これで治ったわけではないから、半年位服用を継続するように伝えました。大網病院は地域医療の拠点で、患者さんは半径10km以内にお住まいですので、こまめな経過観察も比較的容易にできたことを思い出します。

不妊症に当帰四逆加呉茱萸生姜湯

二八歳の既婚女性。結婚して三年間を経過したが妊娠できない、という挙児希望の方です。初診は数年前の三月のことでした。ご主人も付き添いで来院されていましたので、ご主人も受診登録をしてもらいました。

奥様の方を先に診察しますと、手足の先端部が冷えており（図7-1）、時々腹痛があると言います。月経は順調で月経前緊張症はほとんどないとのことです。そこで鼠径部の圧痛を見ると、左右とも強く痛み、L1（第1腰髄）レベルの皮膚に痛覚過敏が認められました。これは当帰四逆加呉茱萸生姜湯《とうきしぎゃくかごしゅゆしょうきょうとう》証に特徴的な所見です。そこで、この方剤を処方しました。

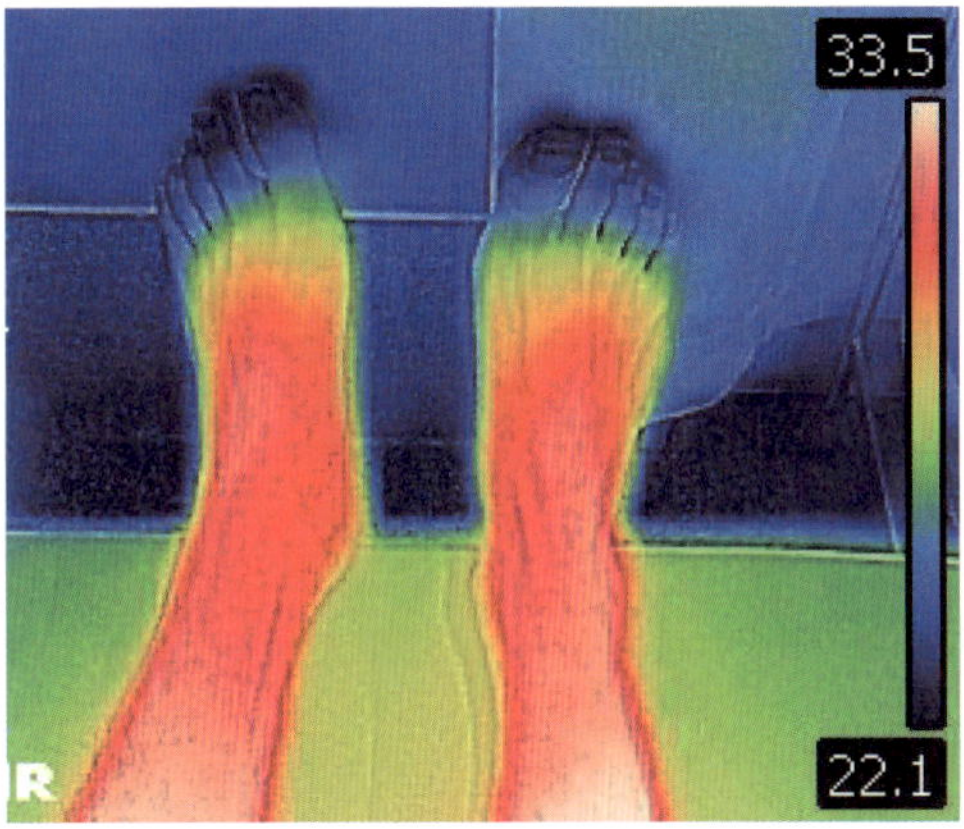

図 7-1 両下肢，足指の冷え

他方、ご主人は両下肢の指先の冷えと、右側の胸脇苦満を認めましたので、柴胡桂枝乾姜湯《さいこけいしかんきょうとう》証と決定しました。

来院して下さった時期もわたしに味方してくれました。これから本格的な春に向かう頃であったからです。当帰四逆加呉茱萸生姜湯証は寒冷被曝に対する血管運動反射による血管収縮が強く起こっている病態であると考えていますが、温暖な気候はこの反射を緩めてくれます。このクスリが効きますと子宮動脈の血流が改善するであろうことは解剖・生理学の教えるところです。ご主人も気候が温暖になればクスリの効果が増します。

「半年間、この治療でいきましょう。ダメであったら人工授精など他の方法を考えて下さい。」と言って治療を開始しました。そして七月を迎えた第四回目の受診の際に、「先生、ここ三か月生理がなかったので婦人科を受診したところ、妊娠三か月だと言われました。」と大喜びです。振り返って考えると、このクスリを服用し始めて数週間以内に受胎したことになります。このクスリのお陰で流産することなく経過したとわたしは考えています。なお胎児の器官形成の時期なのでクスリの服用はこの時点で中止としました。その数か月後の連絡で、満期安産で女児が誕生したと知らせてくれました。

三叉神経痛に当帰四逆加呉茱萸生姜湯、方証相対論

七二歳女性の患者さん。二か月前より左顔面（三叉神経第2枝領域）に刺されるような激痛が突然起こりました。脳神経内科を受診したところ、三叉神経痛の診断で、カルバマゼピンが処方されましたが、このクスリを二日ほど服用したところ、ふらつきが現れ、トイレに行くにも壁伝いでないと歩けなくなりました。息子さんがカルバマゼピンの副作用であることをＷＥＢサイトで見抜き、さらに漢方が良いとわたしの病院を探して受診しました。下肢の指先が冷えており、両側の鼠径部の圧痛、脈が細く緊張しています。そこで当帰四逆加呉茱萸生姜湯《とうきしぎゃくかごしゅゆしょうきょうとう》証と診断し、これを投与したところ服薬開始の翌日から痛みは半減し、一か月後には激痛発作は全く起こらなくなりました。しかし、これで治ったわけではありませんので、その後二年間にわたり服用を継続しました。

日本の漢方は中国で現在行われている「中医学」とは方法論が違います。これは江戸時代の中期に吉益東洞（一七〇二－一七七三）が医療のルネッサンスを起こし、漢方方剤と患者の呈する証を対応させる「方証相対論」を確立したことによります。この方法論によると、当帰四逆加呉茱萸生姜湯証のパターンを認識すると、不妊症でも三叉神経痛でも、腹痛でも治すことができるのです。還元論的に「この病名にはこの処方のどれか」という思考に凝り固まってしまうと、「漢方は怪しい」、「わけが分からない」ということになってしまうのです。

母趾の異常な痛覚過敏に人参養栄湯

六八歳の男性が左母趾の疼痛を主訴に受診しました。趣味は居合道で、中腰で真剣を抜刀するわけですが、数か月前から左母趾の畳に触れる箇所が、畳に触れると縦方向にカッターナイフで切り裂かれるような激痛が走るというのです。このために居合道の稽古ができなくなってしまったと嘆いていました。母趾の筋力に異常はなく、触覚、温度覚、振動覚に異常は見られず、痛覚も楊枝による一点の刺激では異常はありません。ただし、「楊枝を1cmほど擦ると激痛を感じる」という特異な痛覚過敏でした。つまり、痛覚刺激のsummation（加算の和）が激痛として認識されるわけです。以上の所見から末梢神経の脱髄性病変は考えにくく、おそらくは脊髄後角での刺激伝達系の異常か、視床内部での信号伝達機構の不具合と推測されます。前医からプレガバリン（リリカ®）が処方されましたがほとんど効果がなく、ガバペンチン（ガバペン®）が追加で処方されましたが、一週間の服用で気分が悪くなり、脱力が現れたため漢方治療を希望して来院したという経緯です。

漢方的な診断においても皮膚の低栄養と筋力の低下（居合道の刀を片手で持てなくなった）がみられたことから、気血両虚と考え、下肢が冷えることを目標に人参養栄湯《にんじんようえいとう》を試みたところ、約四か月で上肢の筋力が片手で刀を横払いできるようになり、母趾の激痛も半減しました。約六か月の服用で母趾の痛感異常も改善し、刀も上下方向の袈裟切りができるようになったということです。

なおこの患者さんには糖尿病はなく、抗核抗体もＣＲＰ、ＭＭＰ３も陰性でした。また、頭部ＭＲＩ画像にも異常は認められませんでした。つまり居合道において、母趾を繰り返し畳にこすり付けるという動作が誘因となったと思われる病態でした。筋力の低下がプレガバリンあるいはガバペンチンの副反応ではなく、服用以前からあった可能性があります。この種の病症に人参養栄湯が有効であったとする症例報告はありませんが、難治性の痛感異常が人参養栄湯で改善したことは明らかです。

気管支アミロイドーシスに麗澤通気湯

四〇歳男性の患者さんです。呼吸器内科からの紹介で、主訴は著しい鼻閉、咳嗽、喀痰、手足の痛みでした。初診の八年前に感冒様症状で発症。その当時は清掃業務に従事しており、粉塵や化学薬品に触れることが多かったそうです。かかりつけ医から大学病院の呼吸器内科を紹介され、気管支鏡検査を受けたところ、気管支アミロイドーシスと診断されました。呼吸器内科の処方はテオフィリン、プレドニゾロン、クラリスロマイシン、プロピオン酸フルチカゾン、カルバゾクロムスルホン酸ナトリウム、アレンドロン酸ナトリウム水和物、アムロジピンベシル酸塩、ファモチジン、臭化チオトロピウム、プランルカスト水和物、キシナホ酸サルメテロール、カルボシステイン、塩酸ブロムヘキシン、トラネキサム酸でした。

気管支アミロイドーシスは相当に進行しており、右気管支は約50％、左気管支は約20％の狭窄状態でした。後鼻漏が多く、一日数回、うがいをして取り出しているとのことでした。タバコは中止しており、酒は週に三回（ウイスキーまたはウオッカ三杯）。

現症としては、顔面が浮腫状、呼吸器内科のクスリによって、著しい咳嗽や呼吸困難はありません。身長１６５cm、体重78kg、体温36・8℃、血圧175/114mmHg、脈拍108/分・整。脈診では実、舌色は正常紅で腫大。腹力はやや実、瘀血の圧痛点は認めません。常に腹の調子が悪く、下痢や便秘など安定せず不快だということでした。血液学的検査ではＣＲＰは0.3mg/dL、白血球数12,900/μL、赤血球数550万/μLでした。

治療経過は、著しい「鼻閉」と後鼻漏、脈力も腹力も実証であることから、麗澤通気湯加辛夷《れいたくつうきとうかしんい》証と診断し、煎じ薬を処方。この結果、数週間で鼻閉と後鼻漏が著明に改善し、合わせて、咳嗽、喀痰、腹部の不快な感じも軽減しました。

それから一〇数年が経過したので、その後の経過を調査したところ、漢方薬は三年間服用を継続。漢方薬服用開始後三か月で社会復帰し、呼吸器内科の外来を定期的に受診しており、元気に過ごしておられることが分かりました。胸部CT画像ではその後も徐々に気管支拡張症が拡大していますが、アミロイドーシスの進展は抑制されています。

食欲低下と味覚障害に茯苓四逆湯

循環器内科から八八歳の男性患者さんが紹介され、受診しました。紹介状には「重症心不全で心臓ペースメーカー導入中の患者さんです。糖尿病も基礎疾患にあります。心不全は改善傾向にありますが(BNP＞800→300)、味覚障害を強く訴えております。」と記されていました。この他に軽度の甲状腺機能低下症がありました。

II型糖尿病はインスリン・グラルギン注を主体にコントロールされており、HbA1cは8・0％でした。循環器内科の処方はカルベジロール、サクビトリルバルサルタンナトリウム水和物を主体に、各種の利尿薬が用いられ、レボチロキシンナトリウム水和物で甲状腺機能の補充がなされていました。

漢方的に診察しますと、顔色は青白く、四肢の冷えが著明で、脈は沈・細・弱。腹力は弱く、軽度の心下痞鞕《しんかひこう》が見られました。そこで、陰で虚の病態で茯苓四逆湯《ぶくりょうしぎゃくとう》証と決定し、これを煎じ薬で投与しました。この時点での体温は35・8℃と低体温で、体重は45kgでした。味覚の異常は著しく、甘い、塩辛い、ピリ辛は全く分からず、このために食欲も減退していました。茯苓四逆湯を服用して四週間目の再診時には目力が増して、顔色も正常化していました。気虚の改善です。四肢の冷えも大分良くなり、食欲も出てきたとのことですが、味覚障害は不変。体温が36・3℃となり、体重も46 kgと増加。下肢の浮腫は認めませんでした。こうして四か月を経過した時点で、甘い、塩辛いが分かるようになり、食欲も増加。体温は36・5℃になり、体重は48 kgに増加しました。循環器内科では各種の利尿薬で心不全に対応しており、漢方薬が浮腫傾向を増しての体重増加であることがあってはならないと慎重にチェックしましたが、血中のアルブミン量も増加しており、食物摂取量の増加によるものと考えました。

電子カルテは本当に便利です。わたしはこの患者さんに、「こうして良い結果になったのも循環器内科の先生が和漢診療科を紹介してくれたお陰ですから、今度、受診した時には、和漢を紹介してくれてありがとう」と言って下さいね、と申しましたら、循環器内科のカルテに「和漢診療科を紹介したことを感謝された。」と記されていました。

起立性調節障害、不眠、頭痛に当帰芍薬散合人参湯《とうきしゃくやくさんごうにんじんとう》

一四歳の女児（中学二年生）が小児科医院からの紹介状を持参して来院。小児科の治療で良くならないので、母親がＷＥＢサイトで調べて紹介状を書いてもらったとのことです。主訴は起床時の頭痛と、だるくて朝起きにくいことでした。このために、毎日遅刻して三時限目に登校。月経前に症状が悪化するとのことです。不思議なことに一度登校してしまえば元気で、バスケット部の部活はできるとのこと

でした。このようなわけで小児科の先生は紹介状に「起立性調節障害、不眠、頭痛」と診断名をお書きになったものと考えられます。処方内容は、ミドドリン、イブプロフェン、アルプラゾラム、レンボレキサントでした。

自覚症状として、起床時の左側の拍動性の頭痛があり、音をうるさく感じ、匂いに敏感で、浴槽から立ち上がる時にめまい感が時にあるとのことでした。他覚的には脈は沈・細・弱、両下肢の冷えと軽度の浮腫を認め、軽度の心下痞鞕《しんかひこう》と両側の臍傍圧痛（瘀血《おけつ》）が見られました。便秘や下痢はありませんが、排尿回数が少なく、一日に四-五回とのことでした。血圧は仰臥位で110/64 mmHg、脈拍70／分、起立直後84/60 mmHg。脈拍76／分で、確かに起立性調節障害の状態でした。

これは気虚に瘀血と水滞を併せた病症です。陰陽の属性では陰ですので、心下痞鞕を根拠に人参湯証と考え、また、瘀血を示す臍傍圧痛、月経前緊張症と水滞から当帰芍薬散証と考え、二つの方剤を合体させた煎じ薬を処方しました。また入眠障害は気逆と考え、桂枝加竜骨牡蛎湯《けいしかりゅうこつぼれいとう》証と決定し、エキス剤一包を眠前投与にしました。

ミドドリンは服用するとかえって悪化するようだと言いましたので、小児科の処方はすべて中止として、漢方治療のみとすることを、患者さんと母親に納得していただきました。

治療経過ですが、四週間後には頭痛と浮腫が消失。二か月後には起床が楽になり、四か月後には遅刻せずに登校できるようになりました。そして、六か月後には月経前緊張症も軽快しました。眠前の桂枝加竜骨牡蛎湯は必要がなくなったので中止としました。この時点での血圧は仰臥位で124/62 mmHg、脈拍72／分、起立直後で106/76 mmHg、脈拍76／分と改善傾向が見られました。その後、約三年間、治療を継続し、漢方治療を卒業としました。

潰瘍性大腸炎に伴う腰痛に当帰四逆加呉茱萸生姜湯

四三歳の女性患者さん（既婚）が消化器内科から紹介受診しました。主訴は起床時の腰痛です。この方は約一〇年前に発症した潰瘍性大腸炎が基礎疾患としてあり、また四年前には胆石の破砕術を受けた既往があります。主訴の腰痛の他に、日ごろからお腹の調子が良くないとも言いました。潰瘍性大腸炎はメサラジン５００mgの服用で寛解状態にありましたが、安易に消炎鎮痛薬を投与するのは危険と判断され、当科に紹介されたのです。

念のために、腰椎ＭＲＩを施行し、神経学的な診察を行いましたが、脊椎管狭窄症のような異常所見はありませんでした。そこで漢方的な診察を行いますと、顔面はやや紅潮していますが、四肢末端の冷えがあり、脈は沈・細・緊、両側鼠径部の圧痛と痛覚過敏が認められました。そこで、当帰四逆加呉茱萸生姜湯《とうきしぎゃくかごしゅゆしょうきょうとう》証と決定し、これをエキス剤で投与しました。四週間の服用により腰痛もお腹の不具合も改善しましたが、ご本人は「このクスリはわたしに合っています。しばらく服用させて下さい」との希望でした。両側鼠径部の圧痛もまだ認められますので継続投与し、気がついたら二年間が経過していました。ご本人が言うには「このクスリのお陰でギクシャクしていた夫婦関係や同居している姑との関係がよくなりました」とのことです。「まぁいいか」、と寛大に対応できるようになったのだそうです。脳神経学的に考えると、骨盤腔や四肢末端から交感神経求心路で上行する有害刺激信号が大脳辺縁系の扁桃体に投射し、前頭前野を含めた情動に影響を及ぼすと考えられます。寛容性が増したということは、それまで易怒性があったことの証明ではないでしょうか。漢方薬の効果は常に心身一如です。

小脳梗塞減圧開頭術後の激しい頭痛に五苓散

脳外科から往診依頼された七〇歳の男性です。主訴は激しい頭痛と、体位変換時のめまいと嘔吐でした。

現病歴は二一日前に、運転免許証の更新のために自動車教習所に出向いたところ、教習所の職員がこの男性の呂律が回らないことと歩行が不安定なことに気づいた(事後聴取)ということです。教習所での座学と実地検査を受け、何とか免許証の更新はできました。しかし、その数時間後に構音障害と頭痛が悪化し、救急車で搬送されました。

脳外科での診断は右後下小脳動脈支配領域の小脳出血性梗塞で、意識障害を伴うことから、同日に右後頭蓋窩開頭術(ホッケースティック皮膚切開)が施行されました。術後数日で意識障害は改善しましたが、失調性構音障害と姿勢変換時の嘔吐が見られました。グリセリン・果糖配合剤の点滴静注などの標準的治療によりその後は順調に回復傾向にありましたが、術後一九日目から時に頭痛と嘔吐がみられ、経口摂取が不能となりました。

補液およびメトクロプラミド錠とジフェンヒドラミンサリチル酸塩＋ジプロフィリン合剤の経口投与が試されましたが、頭痛は日増しに悪化しました。このために和漢診療科に往診依頼となりました。そこで、午後一時に脳外科の病棟に往診しました。

往診時の身体所見：身長160cm、体重50kg、血圧122/84mmHg、脈拍68/分・整。体温36・1℃。心音・呼吸音に異常なく、浮腫などの異常は認めませんでした。激しい頭痛のため詳細な神経学的検査などは実施できませんでしたが、項部硬直は認められませんでした。

漢方的所見：頭痛が激しく、フトンを頭まで被り「痛いー、痛いー!」と、うめき声を連続して発していました。項部・頸部諸筋の圧痛は認めませんでした。やや赤ら顔で苦悶状。舌候は正常紅で腫大と歯痕を認め、薄い湿潤した白苔を認めました。脈は浮沈中間で、弦・やや実。腹力は軟弱で胃部振水音などの異常所見を認めませんでした。

治療経過：頭部CT画像が、証を決定する際の重要な手がかりになりました。すなわち開頭術により小脳の除圧に成功していますが、小脳実質の梗塞像と硬膜外水腫が認められたのです。本症例ではこれに加えて体位変換に伴うめまい感や嘔吐が見られたことから、「水滞」の病症と考え、五苓散《ごれいさん》証と決定しました。五苓散エキスを一日量10gとし、往診の当日は午後二時に5g、午後六時に2・5g、午後九時に2・5gを投与しました。翌日からは一日量10gを毎食後と就寝前の四分服としました。

五苓散エキスの効果は速やかで当日の午後四時に再度の往診を行ったところ、頭痛は依然としてありましたが、悶え苦しんでいたうめき声は止んでいました。この日の夕食は五割ほど嘔吐もなく摂取できました。

五苓散の服薬後二日目には頭痛と悪心は残存してはいましたが、ベッドから起き上がり、見舞いの知人と談笑するまでに回復したのにはこちらがビックリしました。

この時点で頭痛の詳細を聴取できたわけですが、頭痛は頭全体が締め付けられるようでキリキリと痛んだということです。また光が目に入ると痛みが増強することから、フトンを被っていたとのことでした。神経学的検査では眼球運動には異常がなく、眼振も認めませんでした。指鼻試験など上肢の小脳性運動失調はありませんでしたが、躯幹失調を認めました。また、仰臥位から立位に体位変換した際に、めまい感が現れました。このために自立歩行が困難で介助を要しました。

さらに五苓散の投与を継続したところ、以後は順調に経過し、五苓散の服薬後五日目に自立歩行が可能となり、七日目にリハビリテーションに移行できました。和漢診療科の外来受診も自力で可能となり、約三週間の五苓散投与で廃薬としました。

企図振戦に苓桂甘棗湯

六五歳の女性です。一〇年以上前から文字を書こうとすると、手が震えてうまく書けなくなったとのことです。手の震えは日によって異なり、他人の目の前でお茶を茶碗に注いだり、文字を書くような場合には震えがひどくなります。この他に、胸の圧迫感、過呼吸が起こることがあり、エレベーターなどの閉鎖空間で不安感が起こるとも言います。診察しますと、両腕を前に出してもらっても手の震えは起こりません。歩行も、片足立ちテストも異常がなく、眼球運動も正常です。ただし、白紙にわたしが書いた渦巻を赤鉛筆で肘を机に付けずになぞっていただくと、**図7-2A**に示したように、震えを捉えることができました。神経症候学で企図振戦と呼ばれる症状です。血圧は120/68 mmHg、脈拍は78/分で、手足の冷えもなく、脈はやや浮数で弱。腹部には異常所見がありません。

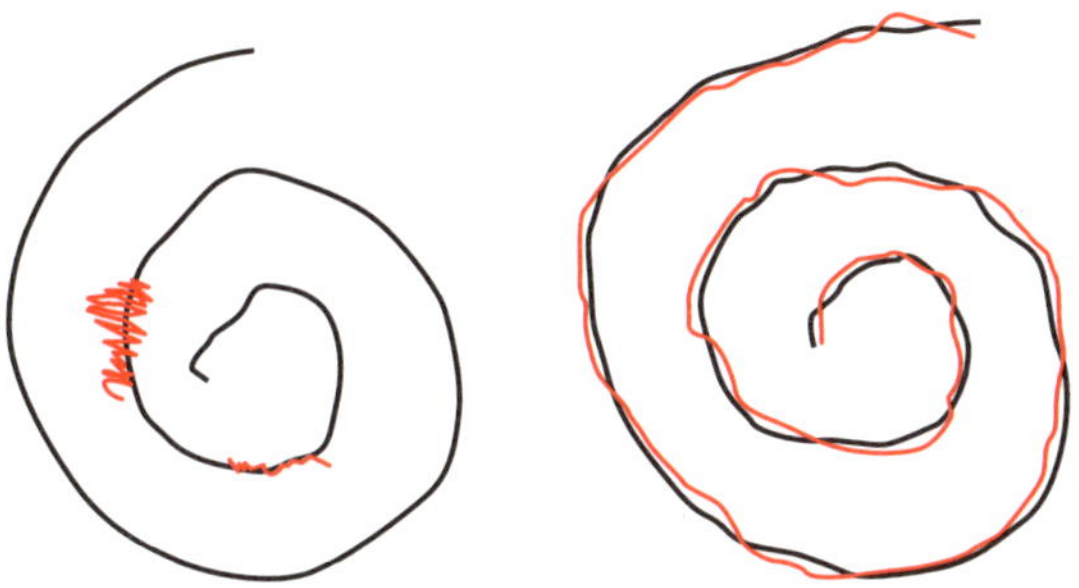

A　初診時　　B　8週間後

図7-2　右手の企図振戦

わたしはこの病症を陽で気逆と診断しました。気逆の激しいものを「奔豚気《ほんとんき》」と呼びますが、この患者さんはこれに該当します。そこで苓桂甘棗湯《りょうけいかんそうとう》を処方しました。**図7-2B**には服薬後八週間目の渦巻テストを示しました。企図振戦は相当に改善していることが分かります。

奔豚気病は『金匱要略《きんきようりやく》』という古典に記されていますが、その発病の契機を「驚きと恐れ」であるとしています。この症例も苓桂甘棗湯を服用してすぐに効果が表れていることから、情動が関与していると考えましたが、わたしは精神科医ではないので、情動不安の心理的な探求はできませんし、あえてしないようにしました。

コラム

アナログ認識とデジタル認識

漢方はパターン認識で証を決定すると、「漢方と科学」（第3章）の項で記しましたが、当帰四逆加呉茱萸生姜湯証（TSGと略）と当帰芍薬散証は非常に似たパターンで鑑別を必要とします。しかし、実はわたしにとっては梅の花と桜の花の区別がたやすいように、一目見ると区別がつきます。ただし、そのパターンの違いを文章で表すと区別がつきにくいのです。「花びらが五枚で、梅の方が開花の時期が早く、赤みが強い。散り際の良いのが桜で、云々・・・」。あえてこの二つの方剤の鑑別点を記すと、ともに下肢が冷えますがTSG証では指先が特に冷え（**図7-1**）、鼠径部の圧痛と痛覚過敏が見られます。また、「しもやけ」に罹患している（既往がある）場合もTSG証です。一方、瘀血《おけつ》の圧痛点があり、月経前緊張症などがあれば当帰芍薬散証と言えます。

第8章

漢方と社会　現状と将来展望

第1節

新たなエキス製剤を保険適用にしたい

本章では保険薬価に収載されている漢方エキス製剤以外の漢方薬の症例もあえて記しました。それらは、生薬を既定の処方集によって組み合わせ、煎じ薬として処方したものです。幸いなことに、『日本薬局方』に収載されている生薬のほとんどが保険薬価の収載品目ですので、これを組み合わせた方剤（処方）は各々の薬価の合算として保険請求ができるのです。ただし、生薬の実勢購入価格と保険薬価は逆ザヤ状態が長年続いておりますので、調剤薬局には負担をかける結果となっているのが現状です。

現在では保険薬価に収載されていない漢方エキス製剤を医療保険に収載するには、漢方エキス製剤が医療上不可欠だという国民の大きな声が行政に届くようにするのが良いと考えています。漢方エキス製剤は、合成新薬と同じように臨床比較試験によって有効性と安全性を証明して審査を受ける、という審査基準にはなじまないからです。思考の枠組みが異なるわけですから、古典の記述や、それに基づく臨床報告などを根拠にして、承認するという方法論が日本国では採用されて良いと、わたしは考えています。これは決して無理難題を国家に求めているのではありません。個々の「生薬」が医療用医薬品として保険薬価に収載されており、それぞれの効能・効果ではなく、「調剤に用いる」と記されているわけですから、それを組み合わせた方剤（処方）はその合算が保険適用されるのは合法的です。この生薬の組み合わせたものを、医薬品メーカーが工業的にエキス顆粒製剤とし、これを一つの単位、たとえば苓桂甘棗湯《りょうけいかんそうとう》（茯苓8g、桂皮4g、甘草3g、大棗4g）として、生産に要する光熱費などを加えて薬価収載すれば良いことになります。

第2節 エキス製剤の効能効果の見直し

前節で記した、新たな漢方エキス製剤にも効能効果を定める必要がありますが、さらに、これまでの漢方エキス製剤の効能効果も見直す時期に来ているとわたしは考えています。何しろ、漢方で最も重要視する陰陽・虚実や気血水、そして五臓論の用語は国際標準（ICD–10）にはない、との理由で一切用いることができませんでした。たとえば真武湯《しんぶとう》の添付文書では「新陳代謝の沈衰しているものの次の諸症・・・」となっていますが、漢方の思考の枠組みでは「陰で虚の病症で・・・」とするのが正しい表現です。また、十全大補湯《じゅうぜんたいほとう》は「病後の体力低下、疲労倦怠、・・・」となっていますが、「気虚に血虚を併せ持つ諸症」と簡潔明瞭に、しかも正しく表現すべきです。この改訂作業はICD–11（第一一改訂・国際疾病分類）が公表されてからの作業になると考えますが、方向性だけは、ここではっきりと示しておきたいと考えます。

第3節

漢方エキス製剤、供給の問題

生薬は農作物と同様に、その多くが栽培されています。栽培に当たっては契約農家と、用いて良い農薬を限定する、そして収穫された生薬の残留農薬をチェックするなど、その安全性確保の努力がなされています。また、トレーサビリティー（特定の生薬が何処で、誰によって栽培されたかの追跡可能性）も一定程度担保されています。これまで、日本国内での需要に見合う、「生薬」の生産計画が作られていたと推測されますが、二〇二〇年から始まったCOVID–19のパンデミックで、鎮咳薬である麻杏甘石湯《まきょうかんせきとう》や麦門冬湯《ばくもんどうとう》、咽頭炎の治療薬・桔梗湯はじめ多くのエキス製剤が供給不能な事態になりました。この供給不足は二〇二四年三月においても続いています。

これには、三つの理由があります。

製造ラインの切替えが困難

その第一は製造工程の問題です。製薬メーカーは患者さんに替わって「煎じ薬」を大きい釜で大量に作り、これを濃縮し、真空タンクの中に噴霧し、同時にタンク内に噴霧される乳糖の微粒子でからめて細粒にします。これをタンクから取り出して圧延し、粉砕して顆粒状の製品にするわけです。この一連の工程には数百のパイプがありますが、処方Aの生産を終えて、処方Bにする際には、煎じ釜はもとより、真空タンク、パイプラインの分解と洗浄を必要とします。この洗浄作業に二四時間以上の時間がかかります。製剤A／B／C／Dについて十分な供給量を製造しようとすると、E／F／G／Hの生産はできなくなるという、玉突き現象が起こってしまっているわけです。

サプライチェーンの問題

その二は生薬の確保の問題です。パンデミックによって、通常の鎮咳薬も供給不足に陥り、漢方エキス製剤の需要が予想をはるかに超えて高まりました。その結果、原料である生薬供給も追いつかなくなってしまったと考えられます。その最大の理由は、生薬の多くは中国から輸入されていますが、パンデミックのために海運が停滞してしまったからです。中国上海市のロックダウンは二〇二二年三月末～五月末でした。日本国内における、この異常事態が正常化するには、最短で二〇二五年の秋まではかかると予想しています。何しろ、生薬は農作物ですから、春に種を撒いて、秋に収穫する。つまり、合成医薬品と違って、来月増産というわけにはいかないからです。

生産コストの増大と安すぎる薬価の問題

第三は製薬メーカーの採算性の問題です。生薬価格が高騰していますので、製造し、販売すると、赤字が膨らむのが実情なのです。

農産物である「生薬」は大部分を中国からの輸入に頼っており、年々増加する中国での人件費の高騰や、輸送コストの増加、それに加えて持続する円安の結果、生薬の価格が高騰しているのです。生薬を用いた漢方治療(煎じ薬)は長年にわたり逆ザヤ状態(仕入れ価格の方が、保険薬価より高い)ですが、調剤薬局の犠牲的な協力によって、何とか持ちこたえています。医療用漢方エキス製剤の薬価の見直しについては、合成医薬品とは異なった配慮をしていただかないと、劣悪な生薬や製品が出回る結果になることを恐れています。また、経営者が合理化の名の下に在庫を少なくするようなことがあるとすれば、危機管理の視点からは大問題です。

安易な薬価引き下げがもたらすもの

おそらく財務当局からの圧力によって、医薬品の保険薬価は基本的には二年ごと、二〇二〇年からは毎年行われています。約3~4%削減されており、二〇二四年の見直しでは薬価ベースで4・67%減となっています。幸いにして漢方エキス製剤は、品目ごとの、「不採算再算定の申請」によって、今回は特例措置として、薬価の削減が回避され、一部の品目では上方に修正されましたので、当面の危機的状況は回避されました。

しかし、一般論として、この毎年のように行われる薬価見直しという名の「削減」は、製薬産業と調剤薬局の経営を圧迫するものであり、「従業員の給与を増額する」という国家の大目標には矛盾します。しかも、あまりにも利益が縮小したために、安価で臨床上有用な薬剤が製造停止となる事例が増えています。極めて高価な分子生物学的製剤を、現在のように健康保険でカバーして、保険料の収支バランスを算定するのは「最大多数の最大幸福」の原則に反します。このような特殊な事例は、健康保険とは別枠で国家的に支援する道筋を付けていただきたいと考えます。

話を漢方に戻します。わたしが漢方薬による治療を医療保険の枠内で行うことにこだわる理由は、経済格差を医療に持ち込みたくないとの一心です。自由診療にしてしまえば、所得の多い人々だけがその恩恵を受け、低所得者層は排除されることになります。それでは憲法の保障する基本的人権にも、さらには国民皆保険制度の崇高な理念にも違背することになるからです。「漢方を交えた医療」の創生も夢物語に終わってしまうでしょう。

第4節

漢方と医療経済、将来の展望

漢方治療の病院内（特に大学病院）での採算性については、第5章・第3節に記しました。米国にはない、漢方の医療への参入の結果、日本の医療費が増加し、国民の負担も増したでしょうか。答えは否ですが、これを証明した学術論文は見当たりません。

北里大学病院薬剤部の赤瀬朋秀先生らの「かぜ症候群における薬剤費の薬剤疫学および経済学的検討」[37]は二〇〇〇年に公表されたものですが、一九九七年一二月から一九九八年二月までの三か月間における、かぜ症候群（インフルエンザを含む）に対する、西洋医学単独、漢方単独および両者併用で対処した患者群の群間比較です。結果は、西洋医学単独群で203.8円／日、漢方単独群で119.6円／日、両者併用群で215.9円／日でした。

この研究はインフルエンザの抗ウイルス薬・ザナミビル（二〇〇〇年）、オセルタミビル（二〇〇一年）の発売以前の研究ですので、現在では、西洋医学単独群と漢方単独群との差はさらに大きくなっていると推測されます。

このような研究が積み重なることを期待していますが、わたしは漢方というシステム全体の評価を厚労省の研究費などの支援を得て、少なくとも五～一〇年間をかけて行うことを次世代の皆様にお願いしたいと考えています。

それは医薬品の費用対効果がＱＡＬＹ（Quality-adjusted life years・質調整生存年）でなされていますが、これを利用してはどうかという提案です。ＱＡＬＹは完全な健康状態を「1」とし、死亡を「0」としてＱＯＬを数値化し、これに生存年を掛けて算出します。医薬品の場合には「数値が高いほど」効果が高いと評価されるわけです。

わたしの提案は、一つの医薬品ではなく、漢方というシステム全体でＱＡＬＹを算出できる研究計画を専門家（公衆衛生学者と統計学者）の力を借りて立案し、実施することです。これは、「いかに元気で人生を全うできるか」を評価する方法でもあるわけですから、医療の目的にも適います。なぜこのような提案をするかと言うと、わたしのこれまでの臨床経験で、「漢方薬を服用するようになってから、体が丈夫になり、かぜを引かなくなった」などの患者さんのＱＯＬ改善の声を数多く耳にしているからです。「気虚」や「瘀血《おけつ》」などを改善する手段を持っている「漢方の思考の枠組み」が勝っていることは容易に考えられますが、個々の漢方薬ではなく、漢方の介入の有無による群間比較試験を評価していただきたいと考えています。

漢方の世界には「上工は未病を治す」という言葉があります。中国の医書『金匱要略《きんきようりゃく》』の冒頭に登場する言葉ですが、「最も優れた医師は病気のわずかな予兆を見抜いて、病気にならないように対策を施す」という意味です。「気虚」や「瘀血」の患者さんでは、通常の血液検査数値などは、ほぼ正常です。しかし、このような客観的な数値が異常になる前に、漢方では対応できます。そもそも病気と健康を別物と考えるのが還元論の欠点で、この二つは連続しているものなのです。

●参考文献

〔37〕赤瀬朋秀ほか：かぜ症候群における薬剤費の薬剤疫学および経済学的検討．日本東洋医学雑誌．五〇巻四号．二〇〇〇．六五五–六六三

第9章 日本型医療システムの提案

第1節

新たな医療を構成する諸要素

これまで述べてきた「漢方を交えた新たな医療」を構成する諸要素を図示しました(図9-1)。図を右から左へと見て下さい。右側の赤い土台が漢方ですが、「漢方も交える」ためには、漢方という「思考の枠組み」の継承と発展、そして次世代への引継ぎが健全になされなければなりません。その担い手の公的な学術団体として、「東亜医学協会」(会員数一八〇〇人)と「日本東洋医学会」(日本医学会加盟・会員数八〇〇〇人)があります。両学会とも会員は医師に限らず薬剤師、鍼灸師も加わっています。この二つの学会の会員は重複しており、おそらく重複率は80%を超えると思います。また「日本東洋医学会」では専門医制度を持っており、基本領域の専門医の二階建て部分で「漢方専門医」の認定を行っています。専門医数は二〇二四年の時点で約二〇〇〇人です。

また和漢薬を研究のテーマとしている薬学者・薬剤師と医学者・医師の集まりが「和漢医薬学会」(会員数八〇〇人)で基礎的研究にやや重きが置かれています。富山大学の「和漢医薬総合研究所」に事務局がありますが、この研究所は国立の付置研究所としては唯一のものであり、「民族薬物資料館」を併設しています。

この「和漢医薬学会」と「日本東洋医学会」は合同で「Traditional & Kampo Medicine」誌を発刊しています。東亜医学協会の機関誌は『漢方の臨床』、日本東洋医学会の機関誌は『日本東洋医学雑誌』

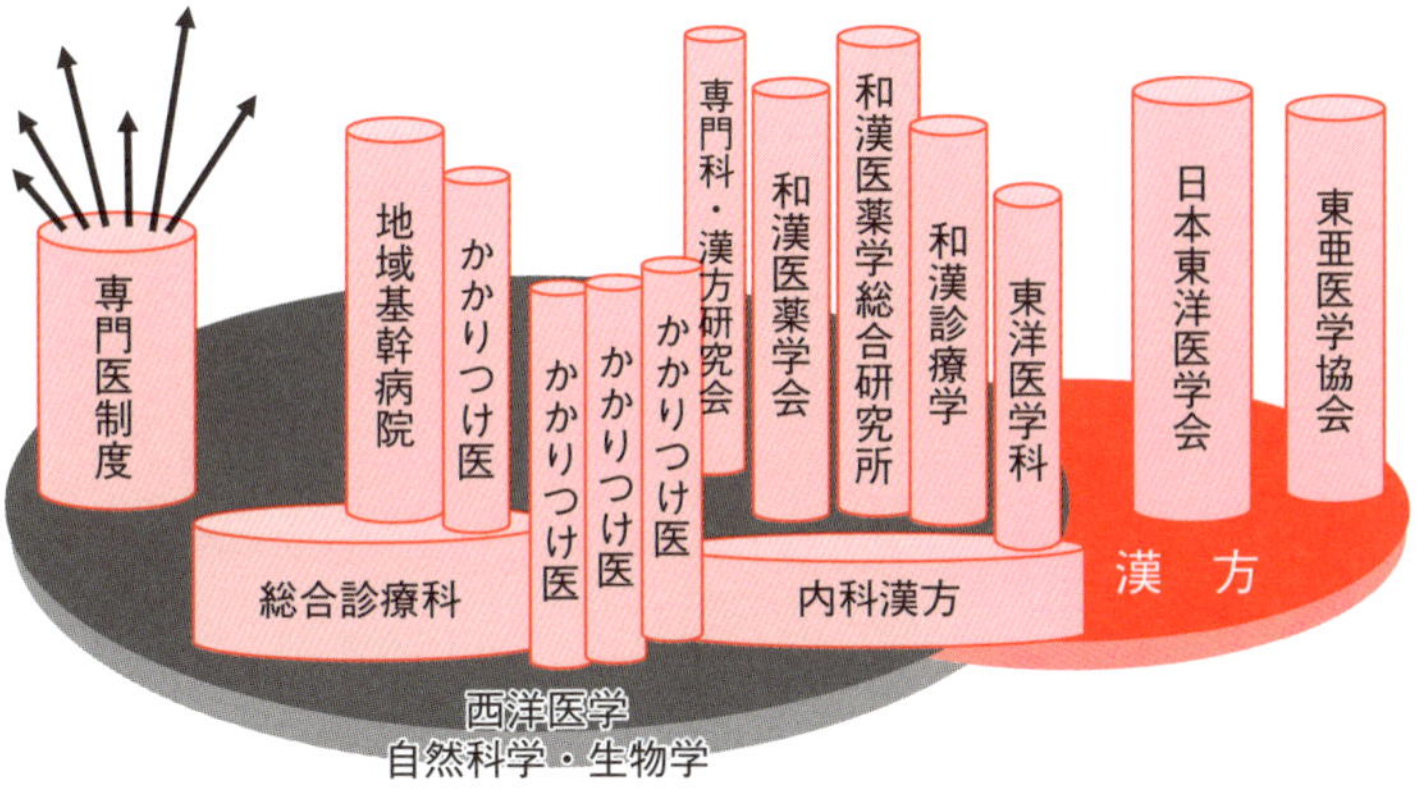

図 9-1　「漢方を交えた新たな医療」を構成する諸要素

で、これはJ-stageで誰もが無料でアクセスできます。原著論文は後者の審査が厳しく、『漢方の臨床』誌は日常の臨床経験などが数多く投稿されています。

「和漢医薬学会」は和漢薬に取り組む薬学者と医学者が親しく学術交流する場として、日本の中でも（国際的にも）特異な学術団体であると思います。天然物由来の単一の化合物を探索するのはもちろんですが、多成分系薬物である生薬や漢方薬を研究の対象としている学術集団です。

富山大学と千葉大学には「和漢診療学講座」があり、ここでは博士（医学）の取得が可能で、人材育成の要となっています。また、多くの医科大学、医学部附属病院も次世代の育成に大きな役割を果たしつつあります。

図9-1左の総合診療科については次節で記します。

左端の各診療科の専門医は先鋭的な学問的基盤と能力を発揮して、医学そのものを前進させてくれているわけです。大学アカデミズムの中では最も尊敬される存在です。実際に、これまでは治療の施しようのなかった悪性疾患が寛解や治癒に至るようになっています。しかし、そこで用いられている評価の方法論を漢方の「思考の枠組み」には持ち込まないよう、切に希望します。また、先端的治療法を選択する際のアルゴリズムの中に「陰陽論」を組み込む試みもしていただきたい。

第2節 かかりつけ医機能の発揮と漢方

二〇二三年五月、医療法が改正されました。その概要が分かる資料を紹介します。改正法では、かかりつけ医機能として(1)日常的によくある疾患への幅広い対応、(2)休日・夜間の対応、(3)入院先の医療機関との連携、退院時の受入、(4)在宅医療、(5)介護サービス等との連携を掲げ、二〇二五年の施行を目指しています。それに先立って二〇二四年四月から施行される「医療機能情報提供体制の刷新」が公表されているので**表9-1**に示しました。

告知の全体を読んだ感想は、「かかりつけ医」はその認定のための事務手続き(おそらく定期的に実績報告が求められる)など煩雑になることが予想され、しかも「**もっと一人ひとりの患者さんを二四時間、すべての事態に責任をもって対処しなさい**」という当局からの示達のように思うのはわたしの誤解でしょうか。因みに「かかりつけ薬剤師制度」がすでに実施されていますが、薬剤師さんは、患者さんに携帯電話の番号を知らせ、二四時間、三六五日の対応を求められています。それも一人ではなく何十人

表 9-1　かかりつけ医機能が発揮される制度整備・概要

（1）医療機能情報提供制度の刷新（令和６年４月施行）

・かかりつけ医機能（「身近な地域における日常的な診療、疾病の予防のための措置その他の医療の提供を行う機能」と定義）を十分に理解した上で、自ら適切に医療機関を選択できるよう、医療機能情報提供制度による国民・患者への情報提供の充実・強化を図る。

（2）かかりつけ医機能報告の創設（令和７年４月施行）

・慢性疾患を有する高齢者その他の継続的に医療を必要とする者を地域で支えるために必要なかかりつけ医機能（①日常的な診療の総合的・継続的実施、②在宅医療の提供、③介護サービス等との連携など）について、各医療機関から都道府県知事に報告を求めることとする。
・都道府県知事は、報告をした医療機関が、かかりつけ医機能の確保に係る体制を有することを確認し、外来医療に関する地域の関係者との協議の場に報告するとともに、公表する。
・都道府県知事は、外来医療に関する地域の関係者との協議の場で、必要な機能を確保する具体的方策を検討・公表する。

（3）患者に対する説明（令和７年４月施行）

・都道府県知事による（2）の確認を受けた医療機関は、慢性疾患を有する高齢者に在宅医療を提供する場合など外来医療で説明が特に必要な場合であって、患者が希望する場合に、かかりつけ医機能として提供する医療の内容について電磁的方法又は書面交付により説明するよう努める。

出典：かかりつけ医機能について「かかりつけ医機能が発揮される制度整備・概要」より（https://www.mhlw.go.jp/content/10800000/001099774.pdf）

もの患者さんへの対応です。これでは「働き方改革」の真逆の労働環境です。日本医師会は夜間・休日診療所を開き、二四時間の対応を多くの会員の輪番制で維持しています。この法律で、さらに個人開業医に個別に二四時間、三六五日の対応を求めるのでしょうか。医師の過労死を招くような制度は悪法と言わなければなりません。

知人の開業医（内科）に意見を聞いてみました。迷惑が掛かるといけませんので名前は伏せます。

かかりつけ医制度に対する開業医のコメント

「わたしも「かかりつけ医制度」を十分理解しているわけではないのですが、おそらく、大きな病院をいきなり受診して医療費が高くなることを防止したい、あるいは高齢者医療を病院ではなく、在宅医療に移行したいという意図が国にはあるのかもしれません。現在でも紹介状がないと受診できない病院、あるいは初診料が高くなるという負担を一部患者さん側がもつ仕組みで抑制できつつあるのではと思います。今回のこの新しい「かかりつけ医制度」に移行するにあたり、「かかりつけ医」に何らかのインセンティブである診療報酬がつく可能性があると思いますが、その分を患者さんが一部負担することになれば、元気で落ち着いていて大きな病院を受診する必要がない患者さんにもその負担が及ぶのではと懸念しています。一方かかりつけ医になるクリニック側も、診療報酬を得るためにいくつかの要件を満たす必要や、患者さんへの説明などの手間や労力が発生する可能性、またひどいところでは一律患者さんの同意をとり、診療報酬を請求する方向に持っていくクリニックも出てくるかもしれません。そしてある程度「かかりつけ医」への移行が完了した時点で、診療報酬を下げるといういつもの国のやり方が目に見えているような気がしています。またこれに伴い、電子カルテやマイナンバーの導入を「かかりつけ医制度」の必要要件にして、これらの普及も図りたいとの思惑もあるのかもしれないと思いました。」

正常値崇拝が引き起こす問題

医学は年々専門分化が進みますが、その対極に「かかりつけ医」制度があるようにわたしは思います。高齢社会を迎えた現在、一人の人間が抱える不具合は単一ではありません。たとえば高血圧症、前立腺肥大症、脊椎管狭窄症、糖尿病、あるいは認知症を併せ持つ人も多数おり、しかもその幾人かは「こころ」の不具合も併せ持っています。

そこで現実に起こっている問題は、各診療科から処方されるクスリの数が増加する一方ということです。すべてのクスリを服用すると胃腸の調子が悪くなるので、患者さん自らが、この多数のクスリのいくつかだけを選んで服用しているという困った事態が現実に起こっています。そもそもクスリは一つ一つの有効性と安全性が厚労省によって審査され、市場に出ますが、複数のクスリを同時に服用した場合の安全性や有効性は評価の対象となっていません。つまり、現在の縦割り医療では「クスリの効果は足し算的に得られる」という前提のもとになされているわけですが、その危険性を検証した研究はありません。

この「クスリの数が多くなる」ことの背景には、多くの国民の「血圧や血液検査数値の正常値崇拝」があると、わたしは考えます。日本高血圧学会の「高血圧治療ガイドライン二〇一九」はＷＥＢサイトで公開されていますが、新たに「高値血圧」が設定され、収縮期圧 130–139 mmHg and／or 拡張期圧 80–89 mmHg とされ、次いで「I度高血圧症」が 140–159 mmHg and／or 拡張期圧 90–99 mmHg となっています。ところが、テレビのCMではこの「高値血圧」が独り歩きして、これを下げなければならないような商品の宣伝が盛んに行われていますので、多くの患者さんが「自分は高血圧症だ」と思い込んでしまっているのです。また血液中の総コレステロール値も正常値を220 mg/dL と設定しているので、5 mgでも高いと、クスリで正常値にしたいと患者さんは希望します。元気で暮らしていた人がたちまち降圧薬と脂質異常症治療薬を服用するようになるのです。減塩食や過剰な脂肪摂取を控えるという自助努力をしない。睡眠時間を工夫して確保することもしないでクスリに頼ることが一般化してしまっているのです。

先日、全身倦怠感を主訴に来院した七二歳の女性は収縮期圧が104 mmHg でしたが、降圧薬がかかりつけ医から処方されていました。これでは気力も衰えます。そこで、降圧薬は半分に切り分けることと「血圧手帳」をお渡しして毎日の記録をし、かかりつけ医に持っていくように指導しました。さらに、かかりつけ医宛てに、服薬量を半減したことをお知らせしました。

不思議なことに高血圧に国民の関心が集中し、降圧薬による低血圧が脳梗塞のリスクファクターであることは警告されないのです。その背後には降圧薬を発売している製薬業界の水面下の力が働いているのではないか。「高値血圧」の登場の背景にも業界の力が働いているように、わたしには思えます。

薬剤師会の唱える「最小の薬剤で最大の効果」(日本薬剤師会HP)を得るための一つの具体的手段に漢方という「思考の枠組み」の活用があるとわたしは確信しています。一般的に言えることは、患者さんはクスリを減量、中止することに非常な不安を覚えますので、わたしは漢方薬を一つの取引材料にしています。具体的には日常診療の場で「和漢診療科を受診して下さったので、漢方薬を一つお出ししますが、その代わりに○○、△△と□□はひとまず服用を中止して下さい。このことはご紹介いただいた先生にお手紙でお知らせしておきます。」と納得してもらうようにしています。「おくすり手帳」はこのような場合に非常に有用ですが、患者さんによっては複数の薬局の「おくすり手帳」を持っているので注意が必要です。この点から「かかりつけ調剤薬局」は推奨されるべきですが、薬剤師さんの雇用条件に二四時間の対応を義務づける「かかりつけ薬剤師」の資格を求めることはやめてほしいと考えます。また、「マイナンバーカードと医療保険証」の紐づけは「複数のお薬手帳」をチェックする視点から、大いに意味があると考えていますが、誰がどのようにチェックするのか。わたしは、「かかりつけ医」の重要な役目だと考えますが、その前提として、各診療科の医師と処方について話し合える医療環境の構築が必要です。

第3節

漢方とポリファーマシーの困った現状

わたしの勤務先病院の和漢診療科部長・地野充時先生が日本東洋医学雑誌（七〇巻一号．七二−七六．二〇一九）に論文を公表しています。誠に残念な話ですが、この問題について頬かむりはできませんので、その概要を引用して、記します。

「ポリファーマシー（Polypharmacy）とは、Poly（多い）＋Pharmacy（薬）の造語で、臨床的に必要とされる種類・量以上に多く薬剤が処方されている状態のことである。ポリファーマシーの問題点は、単に薬剤費増大の問題だけでなく、薬物相互作用や内服間違いなどによる薬物有害事象の発生、さらに内服の手間に伴う本人や介護者のQOLの低下など多岐にわたる。西洋薬においては、五種類以上の薬剤を内服すると、高齢者にとって重要なアウトカム（脆弱性・機能障害・認知機能障害・転倒・死亡）が増加することから、五種類以上をポリファーマシーとするのが一般的である。高齢者は多くの疾患を抱えているためポリファーマシーになりやすく、50％程度はポリファーマシーの状態と言われている。また、薬の数の問題だけではなく、重複処方、適応外処方、不適切処方などの問題もポリファーマシーに含まれている。漢方治療を行うことで西洋薬によるポリファーマシーを減らすという発表や報告はあるが、漢方薬がポリファーマシーの原因となるという報告は、我々が検索した限りでは認められなかった。今回、問題提起を兼ねて、漢方薬によるポリファーマシーについて報告する。」

症例　体がだるい（六三歳女性）

主訴：体がだるい
既往歴：五五歳時に子宮筋腫手術、六〇歳時にめまいで入院

家族歴：特記事項なし
現病歴：糖尿病内科に通院中で、他院で複数の漢方薬を処方されているが、効果が不十分のため、X年九月当科紹介受診となった。
経過：初診時の他院からの処方は以下の通りであった。すなわち、神経内科では機能性胃腸障害に対して六君子湯《りっくんしとう》エキス、消化器内科では逆流性食道炎に対して茯苓飲《ぶくりょういん》エキス、内科では食欲低下に対して補中益気湯《ほちゅうえっきとう》エキス、耳鼻科では舌の痛みに対して香蘇散《こうそさん》エキスを処方され、さらには漢方薬局で半夏白朮天麻湯《はんげびゃくじゅつてんまとう》エキスと柴胡疎肝湯《さいこそかんとう》エキスを購入していた。これらの薬を自分で調整しながら服用していたということであった。現在は、補中益気湯エキス二包分二と半夏厚朴湯《はんげこうぼくとう》エキス2包分2を処方し、経過観察中である。

地野先生はこの論文で、二か所の調剤薬局の協力を得て、**表9-2**のような結果を公表しています。なぜこのような困ったことが起こるかというと、三つの要因があると考えられます。

第一は、医師が漢方薬を陰陽虚実など漢方の「思考の枠組み」に基づいて用いることを全く勉強しておらず、食欲不振には六君子湯と、胃薬の一つとしか考えていないことです。要するに医師の頭の中は、人間の身体を部品の寄せ集めと考えている。このような還元論の中で、安易に漢方薬を用いていることです。

第二はそれぞれの医師が「最善を尽くしているが、他の医師からの処方内容はチェックしていない」。

表 9-2　漢方薬処方におけるポリファーマシーの調査結果

A薬局（千葉）		B薬局（松戸）	
調査期間	1週間	調査期間	3か月
漢方薬処方人数	93名	漢方薬処方人数	504名
ポリファーマシー	9名（9.7%）	ポリファーマシー	30名（6.0%）
2方剤	4名	2方剤	16名
3方剤	4名	3方剤	6名
4方剤	1名	4方剤	4名
		5方剤	3名
		6方剤	1名

還元論の立場からすると、チェックしてもそこに何の問題も感じないわけです。

第三に「調剤薬局」が漢方薬の重複をチェックできていない。処方箋を出した医師に意見を申し立てて、トラブルになることは避けて、調剤料金が高くなることを歓迎している（かもしれない）のです。その一方では、毎回、医師を受診し、処方箋をもらわなくとも、同じ薬は出せるようにするという、処方権に抵触するような知恵を持ち出している。本当の責務は果たさずに、営業利益だけを求める。本末転倒とはこのことです。

関係する複数の医師が個々に最善を尽くすと、最大の効果が得られるという、還元論に縛られた、実に嘆かわしい状況にあるわけです。ここではあえて漢方薬をとり上げましたが、漢方薬が絡まないポリファーマシーはいくらでも見られます。その背景には「クスリ好きの国民性」もあると、わたしは思っています。

かかりつけ医を固定しない

居住地域などによって「かかりつけ医」は強制されるものであってはならないと考えます。「かかりつけ医」の重要な役割は同時的に複数存在する患者の不具合を、順序立てて治療計画を立て、必要に応じて専門医に紹介する司令塔になることです。用いる薬剤は最小限となるように工夫し、その際に漢方の「思考の枠組み」を活用することが推奨されるのです。この司令塔（キャプテン）の役割を「かかりつけ医」の最も重要な役割として明文化していないので、「かかりつけ医」が分かりにくいものになっているのです。なぜ明文化できないのでしょうか。そこには医師の間の「治療においての相互不可侵の原則」があり、日本医師会もこの領域には踏み込めないのではないでしょうか。

しかし、日本医師会が怠慢であるとばかり非難できません。たとえば腰痛と歩行障害が主たる問題である患者さんは整形外科医院を受診します。この際に上部消化管の疾患が疑われた場合には、現在受診中の整形外科の医師から消化器内科医を紹介してもらう。その際に腰痛に関して投与中の薬剤が最適か否かを二人の医師に相談してもらうことが提案できます。翌年になって、また別の全身倦怠感や動悸などの不具合が生じた場合には、循環器内科を専門とする内科医院を受診し、この医院を「かかりつけ医」として今までに服用していた薬剤を継続するか、しなくてよいのかなどを調整することを、当たり前のこととするのが良いのではないでしょうか。つまり、「かかりつけ医」は固定しないのが現実的であり、医師選択の自由という基本的人権を保障するものとなります。

それでは現状と変わりがないとの指摘を受けそうですが、そうではありません。様々な領域の医師が意思を疎通させて、薬剤の内容や患者の状態を共有する点で大いに現状とは異なります。「かかりつけ医」を変えることが適切であると考えるもう一つの理由は、一人の医師である「かかりつけ医」が十分な総合診療科的センスを持ち、かつ脳神経、呼吸器、循環器、消化器などなどすべての不具合に対して十分な知識と適切な診断治療を行うことは不可能だからです。

また、過剰な薬剤投与を避けるためには、調剤薬局との意思の疎通も積極的に図ってゆく責務が処方箋を発行する医師の側にあることを「かかりつけ医」は自覚する必要があります。

漢方を主体に治療する医師は「漢方内科」、「内科漢方」、「漢方婦人科」などを標榜することが可能です。漢方も視野に入れた「かかりつけ医」が人口二万人ごとに一人はいて欲しいと、わたしは考えています。その理由は、先に述べた漢方薬のポリファーマシーの情況判断は、一定程度、漢方の「思考の枠組み」を理解していないと交通整理ができないからです。

ところで、東洋の思想には「相性」というものがあります。「どうも信頼してすべてのことを任せる気になれない」、「なんとなく頼り切れない」、「気に食わない」というような理由を明確に言えない感情を「相性が悪い」と言います。これは広く社会生活の場、特に職場の人間関係にも存在する情念ですが、この相性を無視しては「かかりつけ医」の制度は健全に維持できないことを指摘しておきたいと思います。

したがって**図9-1**にはあえて複数の「かかりつけ医」を図示してあります。

第4節

総合診療科に期待するもの

「かかりつけ医」制度にはいくつかの問題があることを前節に記しましたが、この制度が定着する前提として「総合診療」のセンスを持つように努力することが必要です。ところが、「総合診療医」にも様々な問題があります。わたしはその内実の詳細を論じるだけの知識がありませんので、同じ職場の総合診療医・鈴木慎吾先生にお願いしたところ、以下のような回答をいただきました。

「総合診療医は、総合内科医、家庭医、プライマリ・ケア医など類似した呼称が多数存在し、所属する医療機関や周辺環境（例：僻地、都心）で役割と診療範囲が異なる。よって具体的な定義付けは難しいが、Wikipediaで『総合診療科とは（中略）全人的に人間を捉え、特定の臓器・疾患に限定せず多角的に診療を行う部門』とされているように、『生物・心理・社会的に幅広い視点で臓器横断的に診療する』のが総合診療医の共通項といえる。

ときに『何科であろうとすべての医師が総合診療医だ』という意見を耳にするが、これは『内科医は外科医になれないが、外科医は内科医になれる』という主張と同じである。つまり『できていなくても、やれているような雰囲気を出せてしまう』分野であるため、（質の評価法は難しい問題だが）幅広い知識・経験を実際の臨床で発揮できることが総合診療を専門とする必要条件である。実際に総合診療医は、患者の健康状態改善、医療コスト削減、公平な医療システムに有用であると報告されている[38]。入院診療においても、患者の疾病が医師の専門分野に合致しないと入院期間の延長と死亡率増加をもたらすが[39]、ホスピタリストの導入で入院期間を短縮できることが示されている[40]。

したがって、総合診療医はやりがいのある職業で、他科からの診療ニーズもあり、種々の勉強会で学生・研修医の興味を実感するが、日本の医療システムでは活躍できる場を見つけるのが難しい。筆者のような病院勤務を考えると、『幅広い視点で臓器横断的に診療する』には診療時間を要するものの、外来ではそれに対応する診療報酬がない（あっても実際的ではない）。入院診療に至っては他科から相談を受けた複雑症例を解決・併診したとしても、包括医療費支払い制度（DPC）により診療報酬はゼロである。同様に、総合診療医が得意とする学生・研修医・専攻医教育も直接的な利益を生まない。すると薄利多売での経営を強いられる日本の医療界において、経営データからみた総合診療医は『働かない医者』に分類されてしまい、過剰労働を引き受ける、あるいは時間のかかる診療を放棄するなど本末転倒な方向に傾きやすくなる。現状に適応するための試行錯誤は必要だとしても、所属機関の理解がなければ存続さえ難しいのが実状である。」

引用文献

〔38〕Woo B : Primary care—the best job in medicine? N Engl J Med. 2006 Aug 31 ; 355 (9) : 864–6. doi : 10.1056/

NEJMp068154. PMID：16943397
〔39〕Weingarten SR, et al：Do subspecialists working outside of their specialty provide less efficient and lower-quality care to hospitalized patients than do primary care physicians? Arch Intern Med. 2002 Mar 11；162（5）：527–532. doi：10.1001/archinte.162.5.527. PMID：11871920
〔40〕Kurihara M, et al：Impact of the hospitalist system on inpatient mortality and length of hospital stay in a teaching hospital in Japan：a retrospective observational study. BMJ Open. 2022 Apr 4；12（4）：e054246. doi：10.1136/bmjopen-2021-054246. PMID：35379623

寄稿いただいた鈴木慎吾先生とは医局の机が一つ置いた隣で、日常的に様々な相談に乗っていただいています。先生は研修医の指導では best teacher に三年連続で選ばれていることを申し沿えます。先生には下記の名著があります。鈴木慎吾：『外来診療の型』『続・外来診療の型』、ともにメディカル・サイエンス・インターナショナル．東京．二〇二〇、二〇二三

ちぐはぐな医療政策

この国の医療政策はどこに向かって、何をしようとしているのでしょうか。「かかりつけ医」制度を発足させ、そこでは「総合診療科」的センスを持つことを努力目標としながら、大学病院をはじめ地域基

幹病院おいても「不採算部門」として総合診療科の発展を阻害しています。大学病院（特に国立大学法人）においても「総合診療科」は冷遇されています。理由は不採算部門であるからですが、その根底には国立大学を法人化し、国庫補助金（運営費交付金）を年々減額しているので、附属病院の収入を増やさなければ大学の存続が危ぶまれる財政状況が、その背景に厳然としてあるからです。その結果、附属病院における「不採算部門の切り捨て」が行われるという事態に立ち至っています。漢方の人材育成、あるいは医学生の教育に必須な「和漢診療科」も全く同様の状況に置かれています。

第5節

第一一改訂・国際疾病分類（ICD–11）の意義

漢方を語るコトバが公認された

「日本型医療システム」を論じる場合にその障壁となっている問題の一つが用語です。現在の西洋医学一辺倒の医療行政では、「陰陽虚実」や「気虚」という漢方のコトバは公的文書では用いることができないのです。これで日本国が独立国家と言えるでしょうか。確かにグローバリゼーションは大切で、国際的な標準的学術用語を用いることは誤りではありません。しかし固有の文化としての漢方を、医療に取り入れるというのであれば、その思考の枠組みの用語を用いることを、同時に認めなければ何の意味もありません。

この困った状況を打開する具体的な動きが起こりました。それが『第一一改訂・国際疾病分類』（ICD-11）に伝統医学の用語が加えられたことです。ICDに伝統医学の用語を加えるに当たっては、中国、韓国そして日本の三か国が協力して、世界保健機関（WHO）に働きかけました。このICD-11はすでにWHO総会で承認されており、日本では現在、日本語への翻訳作業が厚労省によって進められております。

二〇二五年完成を目指していますが、翻訳が終わって、総務省の承認を経てから、正式に日本語版のICD-11が利用できるようになります。第二六章に伝統医学の章が設けられており、利用可能となりますので、今から期待しております。

まずは漢方の病態で疾病治療登録が可能になりますので、たとえば「瘀血《おけつ》」の病態がどのような年齢分布で存在するかなどの解析が可能になるのです。

第6節 もう一つの伝統医学、鍼灸について

次節で「日本型医療システム」を提案しますが、日本の伝統医学は漢方という薬物療法と、鍼灸という物理療法があり、鍼灸についてもわたしの考えを記しておきます。

医師が鍼灸治療を行うことは医師の裁量権によって自由に行えますが、現行の医療保険制度ではその対価は請求できません。これは既存の鍼灸師（国家資格）業界の権益を保護するという行政判断があるからです。

医師がこの患者さんは薬物治療よりは「鍼灸施術の方がよい」と判断した場合には「医師の同意書」と「その病症について医師による医療行為は行わない」ことを前提として、下記の病症について、「鍼灸師」および「あんま・指圧マッサージ師」に保険給付がなされることになっています。

1．**鍼灸施術**：神経痛、リウマチ、頸腕症候群、五十肩、腰痛症、頸椎捻挫後遺症などの慢性的な疼痛を主症とする疾患

2．**あんま・指圧マッサージ師施術**：筋麻痺、筋萎縮、関節拘縮などの医療上マッサージを必要とする疾患

一〇数年前までは頻繁に、患者さんから、この「同意書」を書いて欲しいと求められましたが、最近はほとんどありません。この点を親しい間柄の鍼灸師さんに尋ねましたら、「保険の査定が厳しく、返戻されることが多々あり、そうなると、実費の二割～三割の収入しか得られないので、自費診療にしています」とのことでした。おそらくは支払い側が査定を厳しくしているものと推測しています。

しかし、鍼灸も紀元前後に成立した、『黄帝内経《こうていだいけい》』を出発点としている優れた治療法です。特に「緩和ケア」などでは、経口摂取の必要がなく疼痛の緩和ができますので、極めて有用です。わたしも症例を選んで鍼施術をしていますが、用いている鍼を**図9-2**に示しました。鍼管というガイドチューブは江戸

時代に日本で考案されたもので、鍼の長さよりも数ミリメートル短くしてあります。つまり、皮膚に刺入する際に、鍼管を皮膚面に押し当てると、鍼の頭が数ミリメートル突出した状態になります。そこで、この鍼の頭部分を手指のスナップを効かせて刺入すると、皮膚の真皮層に達するので、痛みをさほど感じさせないで刺入できるのです。わたしは鍼灸についての知識に乏しいので、福島県立医科大学・会津医療センターの田原英一教授と鈴木雅雄教授に、医療における鍼灸の実情を寄稿していただきました。

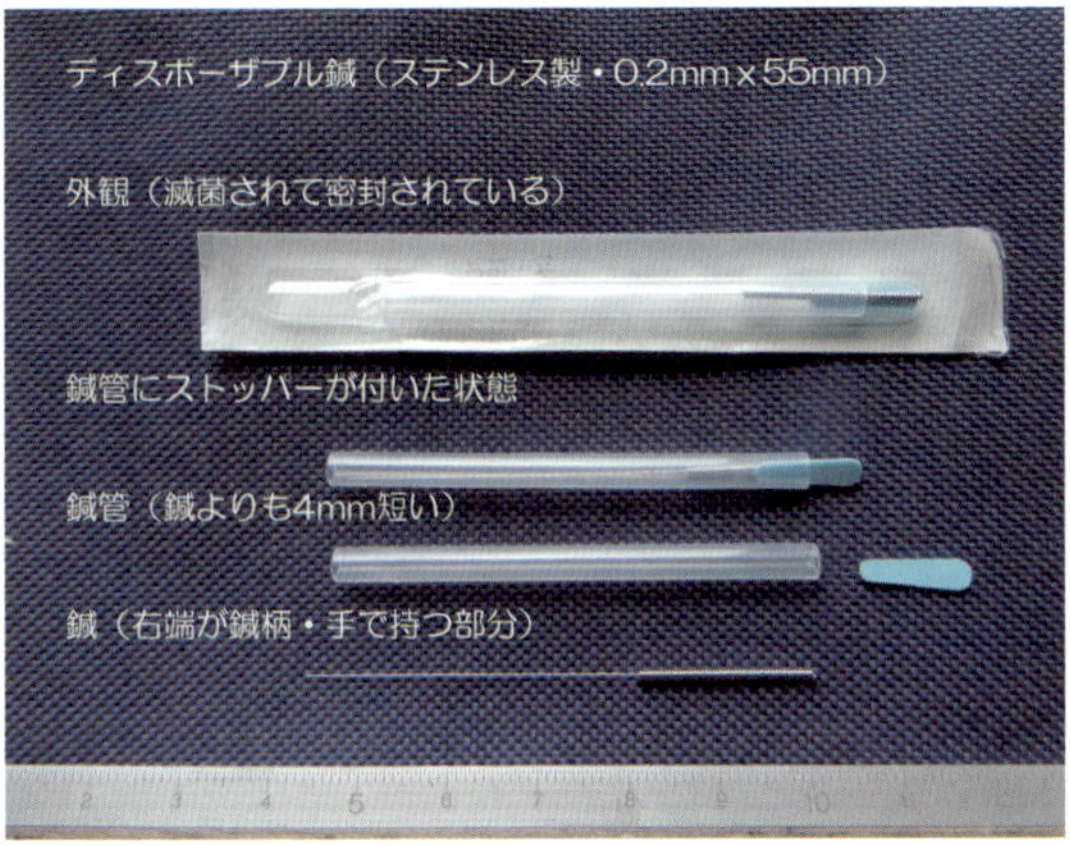

図 9-2　鍼の図

寄稿　現代医療における鍼灸の実情

「緩和ケア(Palliative care)とは、WHOでの二〇〇二年の定義（WHO Definition of Palliative Care 2002)では、『緩和ケアとは、生命を脅かす病に関連する問題に直面している患者と家族のQOLを、痛みやその他の身体的・心理社会・スピリチュアルな問題を早期に見出し的確に評価を行い対応することで、苦痛を予防し和らげることを通して向上させるアプローチである』としています。日本では、二〇一六年の『がん対策基本法』の改正に際して、緩和ケアの定義が法律に盛り込まれました。緩和ケアプログラムは、①多角的アセスメントとマネジメント、②学際的チームアプローチによるケア、③患者・家族を中心としたケア、の三つが重要であり、多職種によって提供されることが前提です。

日本緩和医療学会編集による『がんの補完代替療法クリニカル・エビデンス二〇一六年版』において、鍼灸治療は身体症状の軽減、精神症状の軽減、生活の質（quality of life：QOL）の改善、検査や治療に伴う有害事象の軽減、予後の改善の六項目のクリニカル・クエスチョンが設定されていますが、二〇一六年の時点では、がん患者の術後尿閉、化学療法による悪心・嘔吐、ＱＯＬ改善について肯定的な結果が示されています。近年、さらに臨床研究が進み、鍼灸治療はがん患者の疼痛、倦怠感の軽減、生活の質を改善するのに有効であり、安全に使用できると報告されています。英国ではホスピス・ケアサービスの59％で鍼治療が実施されているのです。

我々の施設（福島県立医科大学会津医療センター）でも緩和ケア病棟入院中の担癌患者に鍼灸治療を提供していますが、施設の特性で消化器がんに対して鍼灸治療が介入するケースが多くなっています。また、疼痛症状に加えて、便秘、食欲不振など多様な愁訴に対して鍼灸治療を実施しています。漢方医学の証の分類では、鍼灸治療の介入時点では多くの患者が陰証・虚証です。鍼灸では標本緩急を重要視しています。『本』とは病態の根本を意味し、『標』とはその枝葉のことです。鍼灸における治療部位は経穴（ツボ）ですが、経穴は経絡という気血水を運行する路線上に配置されている治療点のことです。経絡は全部で二〇本と規定されており、そのうち経穴を有している経絡が一四本存在しており、そのうち一二本が漢方で言う六臓六腑と繋がっていると考えられています。

症例を提示してみましょう。

症例

七二歳の女性。主訴は腹痛、便秘、食欲不振

現病歴：六か月前に心窩部の不快感を自覚して近医を受診し、精密検査の依頼で当院消化器内科に紹介となった（**図9-3**）。上部消化管内視鏡検査で胃体部の進行がんと診断され、ＣＴ検査において腹部リンパ節、肝転移、肺転移を認め、cTMN分類ではⅣＢであった。そのため、テガフール・ギメラシル・オテラシルカリウム配合薬、シスプラチンの併用療法を受けていたが、徐々に進行を認めたため緩和ケア科へ紹介となり入院加療となった。緩和ケア科入院時は腹痛が強く、その他、便秘と嘔気を認めており服薬が困難であったため、フェンタニルクエン酸塩１mgから開始となり、タイトレーションを行う予定であった。入院二日目に依然として続く腹痛、便秘、嘔気に対して症状の緩和を目的として、緩和医療科から依頼があった。鍼灸治療開始時の所見は以下の通りであった。

現症：身長１５２cm、体重39kg、血圧92/54mmHg、脈拍110/分・整、体温37・９℃（解熱薬を使用中）、呼吸回数18回／分、腹部所見は腹部全体に強い疼痛を自覚しており、NRS（Numerical

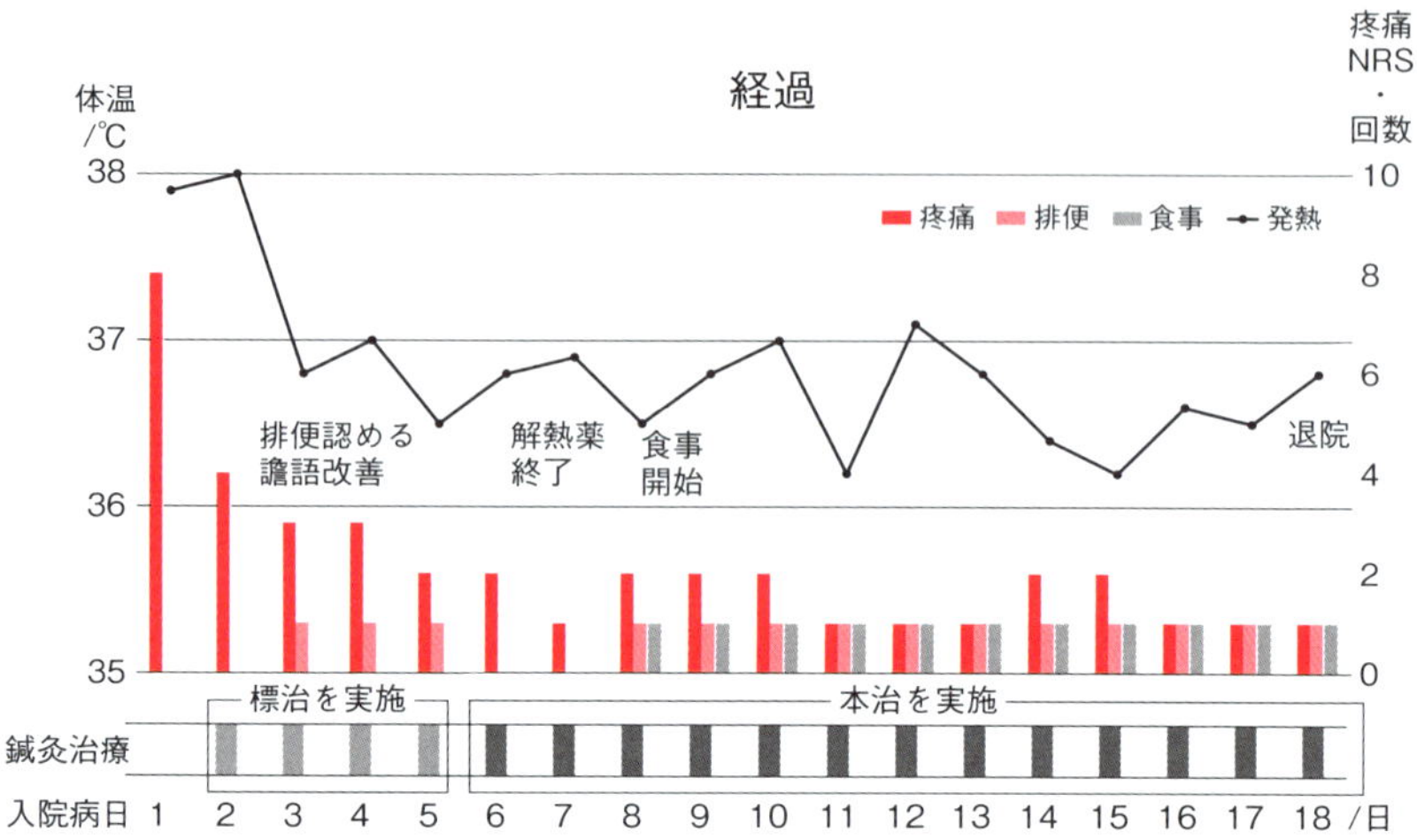

図 9-3　本症例の経過

Rating Scale）で８／10程度の疼痛であった。また、腹部は軽度の板状硬を認め、腹部膨満、心窩部の叩打痛を認めていた。癌性腹膜炎に伴う麻痺性イレウスと考えられたため絶飲食となった。

緩和ケア科入院時の検査成績：白血球 18,200/μL（好中球80・２％、リンパ球７・２％）赤血球 252万/μL、ヘモグロビン 7.2 g/dL、CRP 15.3 mg/dL。

漢方医学所見では、発熱、腹痛、強い口渇、便秘、嘔気、譫語《せんご》、脈沈実。腹診では臍を中心とした膨満を認め、緊張と痛みが強い、舌は淡白、燥、白苔《はくたい》、舌下静脈怒張なしであった。

主治医からは、消化管穿孔の恐れがあるため下剤は使用できず、疼痛に対してオピオイド管理しているため、消化管の動きを抑制しており、便秘が悪化していると考えられるため、鍼灸治療で緩やかに排便を促して欲しいとの要望であった。鍼灸治療に用いた経穴は合谷穴、衝陽穴、足三里穴、天枢穴であった。

鍼治療一診目の直後より腹痛の軽減を認め、NRSでは8／10から4／10へと軽減が得られた。翌日の二診察目後に排便が少量ずつ数回認められ、譫語も改善し、排便後から36・8℃と解熱が認められた。三診目は同様の治療を継続し、排便は少量ずつ数回排泄されており、腹痛も少しずつ軽減が得られていた。五診目では排便は止まり、解熱鎮痛薬を使用しなくても平熱となった。腹痛はNRSで2／10程度まで軽減を認めており、オピオイドもフェンタニルクエン酸塩1mgにレスキュー薬を使用する程度で自制内となった。六診目以降は、本治として気血両虚証の治療として、合谷穴、足三里穴、気海穴、三陰交穴に対して補法を実施した。

七診目からは、重湯が開始となり徐々に食上げを行い、一二診目からは五分粥までなら食べられるようになった。状態が安定してきたので、入院から一八日目で退院となった。

オピオイドと鍼灸

緩和ケア領域では、疼痛や呼吸困難などの症状に対して医療用オピオイドが使用されますが、薬剤効果の発現にはμオピオイド受容体を介するように設計されています。μオピオイド受容体は人体では様々なところに分布をしており、腸管にも分布しているため、医療用オピオイドの使用により腸管運動抑制に伴う便秘が副作用として上げられます。これをopioid induced constipation：OICと呼びます。OICに対する薬剤は多数存在していますが、病状によっては服薬ができない患者もいます。

足三里穴は食物消化が悪い場合や便秘を認める際に使用される経穴です。足三里穴への鍼刺激は胃や腸の蠕動運動を亢進する働きが分かっており、足三里穴への鍼刺激が脊髄後角から延髄の孤束核や迷走神経背側核へ入力されることで、遠心性に迷走神経が賦活されてアセチルコリンが分泌することで、消化管の蠕動運動が亢進するため食物や便の停滞を改善する効果があるとされています。このようなメカニズムにより、OICに対しても鍼刺激は効果があると考えられています。」

寄稿者：田原英一、鈴木雅雄（ともに福島県立医科大学会津医療センター）

第7節

日本型医療システムの提案

「不易流行」という言葉があります。『奥の細道』で有名な松尾芭蕉（一六四四―一六九四）が俳諧の極意書である『去来抄』[41]で述べた言葉です。俳諧の道には状況や時代の変化に応じて臨機応変に変えるべきもの（流行）と、決して変えてはならない根本原理（不易）があるという意味です。これを医療という場に持ち込ませてもらうと、医師としての人間力やヒューマニズムは「不易」の事柄であり、疾病構造の変化や国民のニーズに合わせて医療界が変化しなければならないのは「流行」です。

日本は奈良時代から数えても一三〇〇年の独自の文化を育んできており、精神文化として、神道、仏教、修験道、そして儒教などをないまぜにして、自然を崇め、他者との繋がりの知恵を育ててきた歴史があります。日本独自の漢方医療も例外ではありません。これは一つの伝統文化であり、この文化を継承し発展させ、次世代に引き継ぐことは現代に生きるわたくし達の責務であると考えています。

このような、いわば民族の誇りをもって、医療を論じたいとわたしは本書の執筆を思い立ったのです。したがって、欧米の文化にはない、「縁」や「気」、そして「陰陽論」を記したのです。

さらにはデカルト的な心身二元論とは別の、心身一如の重要性を、実例に基づいて記しました。以上を総括し、日本国のアイデンティティーを発揮する「日本型医療システム」を簡潔に提案したいと思います。これまでに記してきたことの「まとめ」ですので、重複があることをご了解下さい。

提案の一　漢方の視点を組み込む

漢方の「思考の枠組み」を如何に活用するか。QOLを改善するには様々な方法がありますが、「気虚」をはじめ、気血水の考え方、および陰陽の病態を認識することが提案できます。未病を治すという発想も大事にしたいことがらです。自らが判断して漢方方剤を用いることも大切ですが、漢方専門医に相談することも重要です。

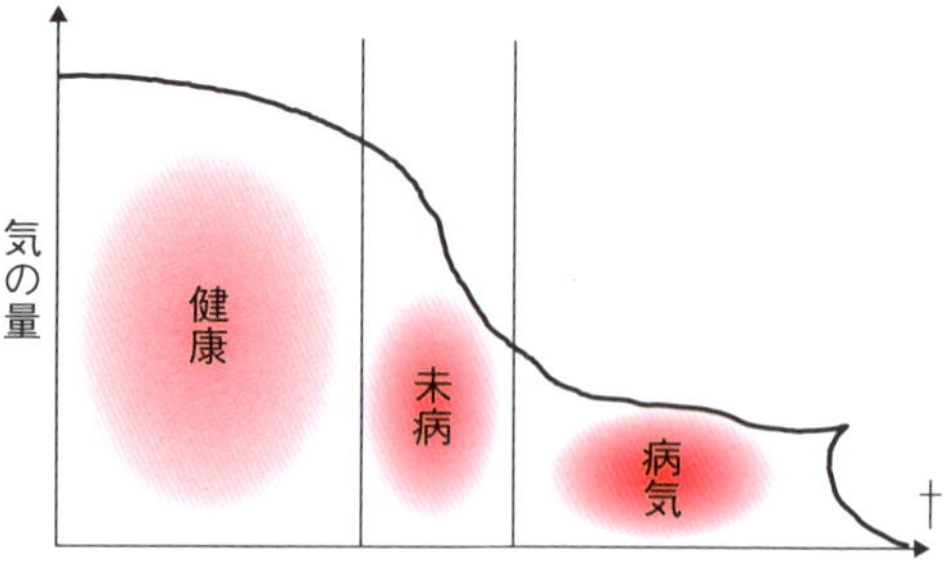

図 9-4　漢方における健康と疾病の枠組み

この際、漢方方剤は「頭痛に呉茱萸湯《ごしゅゆとう》」と言うように、あたかもロキソプロフェンの代替品として用いてはいけません。あくまで漢方の「思考の枠組み」を尊重して、漢方的に最適な方剤を選択して下さい。

漢方の「思考の枠組み」における健康と疾病の関係を図9-4に掲げました。気の思想を導入すると、健康な状態と病的な状態は明確に区分できるものではなく、その中間に「未病」があります。これを健康な状態に引き戻す者が秀でた医療人と古来、言われてきたのです（図9-4）。

提案の二　診療科相互の連繋

ポリファーマシーを回避するために、さらには「かかりつけ医」が機能する前提として、様々な診療科の医師が相互信頼の中で、各々の処方について情報を交換し合うことを、「当たり前のこと」とする意識改革が必要です。日本医師会もこのことについて特段の配慮をしてほしいと願っています。

調剤薬局も、その本来の役目を果していただきたいのですが、「かかりつけ薬剤師」が二四時間、三六五日の患者対応を義務づけられているのは「悪法」です。「働き方改革」と真逆だからです。早急な改善を関係の皆さんにお願いします。

提案の三　かかりつけ医の役割を明確に

「かかりつけ医」の必要性が明記されており、法律も成立しているわけですが、詳細は二〇二五年の施行前に厚労省が検討することになっています。「提案の二」に記したような、複数の診療科の調整役を図るのが「かかりつけ医」の本務だと考えます。しかしそれは容易なことではありません。「かかりつけ医」が司令塔の役割を果たすことを明記していただきたい。「かかりつけ医」は患者さんの抱える諸問題に序列をつけ、専門医に紹介した場合にも連携を密にして、足し算的なクスリの処方は可能な限り回避することです。

ポリファーマシーを回避する具体的な一つの方法として「漢方の活用」を明記していただきたい。その理由は国民の多くがそれを望んでおり、複数のクスリを一つの漢方薬に置き換えることが可能な場合が多いからです。

提案の四　漢方専門医へのコンサルタントを当たり前に

各々の専門医が、漢方の「思考の枠組み」の視点から、病態や治療法の見直しを行うことを希望します。そして、入院患者のＭＲＳＡ感染、創傷治癒の遷延などの事態が生じた場合には和漢診療科や漢方センターなどの漢方専門医に気楽に往診を依頼するのを当たり前のこととしていただきたいと思います。

提案の五　健康寿命にこそ意味がある

いわゆる「寝たきり老人」は作らないよう、あらゆる努力をすべきですが、その手段の一つに漢方が参入できるよう、医療スタッフへの漢方の理解の推進を希望します。

また、胃瘻造設、人工呼吸器装着などの延命治療は「人間の尊厳」を損なうものと考えます。古来の日本文化にはない不自然な医療行為です。十分な判断力がある時に、「帰宅できる見込みが極めて低ければ、一切の延命行為を拒否します」と宣言する運動を起こす時期が来ていると思います。

提案の六　採算性のみで判断しない

病院の採算性から見ると、総合診療科や和漢診療科、あるいは漢方センターは不採算部門ですが、その存在価値を高所から判断していただき、日本型医療システムが健全に発展するよう関係の皆様にお願いします。

提案の七　国民の意識改革

医療を取り巻く様々な事柄を取り上げてきましたが、医療を提供する側での問題点に話題を集中させ

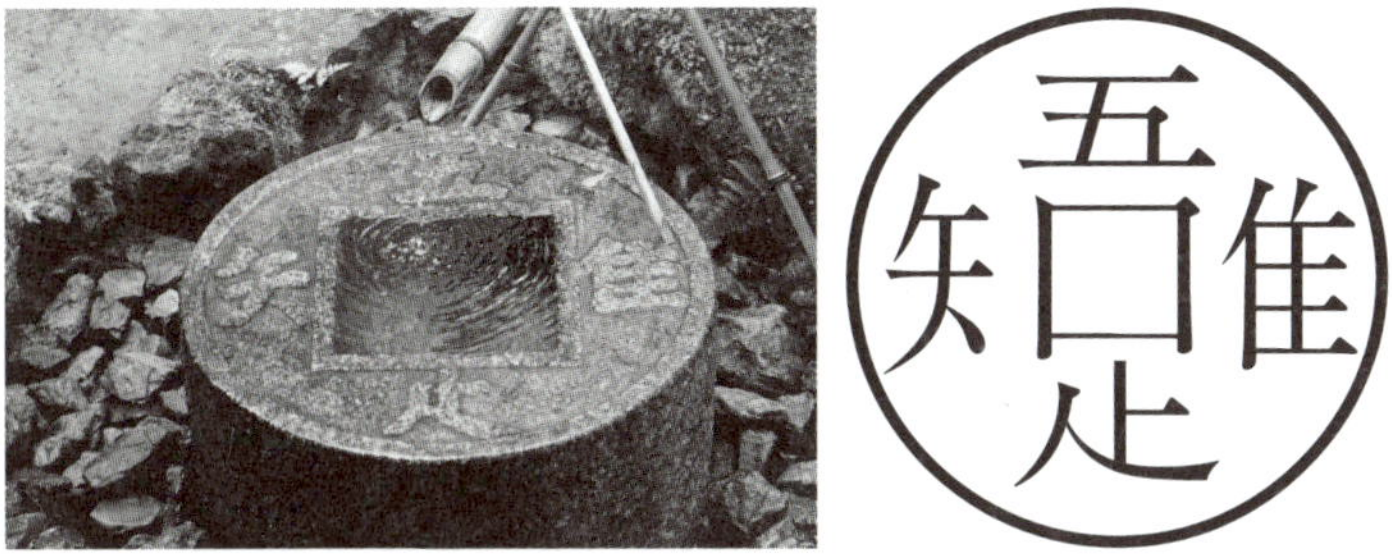

図 9-5　龍安寺の蹲に施された「吾唯知足」の意匠

てきました。しかし、考えて見ると広く国民の皆さんに協力していただかないと、理想の医療環境は作り出せないと思います。たとえば、複数の医療機関から数枚の処方箋が発行され、誰もそれを問題視しない。しかも、早急にこの状況を改善することは難しい状況です。しかし、患者さん自身が、「お薬手帳」を受診している医師に見せて、「消化器内科からこのような薬をいただいています。可能な限り少ない薬を処方して下さい」と、患者さんが自ら診療科の垣根を低くしてほしいと願っています。「足し算的にあの薬、この薬」と数多くの薬を服用することは危険ですらあることを国民が共有しない限り、理想の医療環境は作り出せません。

　これは結局のところ、「人間の欲」に根ざしています。検査値や血圧などが少しでも高いとライフスタイルを変える努力もせずに、薬やサプリメントで「正常化」しようとする。問題となった「紅麹事件」はそのような「欲」への重大な警告です。血圧についても、高いことを恐れて降圧薬で無理に下げることを多くの患者さんは望みますが、降圧薬の過剰な服用によって脳梗塞の危険性が高まることはマスコミも医療界も国民に広く知らせません。

　人間は年齢を重ねれば様々な不具合が現れますが、その不具合のすべてを若い時の状態に引き戻すことはできません。不具合と上手に共存していくことが求められるのです。

京都の龍安寺の蹲（つくばい）に「吾唯知足」というコトバが記されています（**図9-5**）。「わたしは満足するということを十分に自覚している」という意味です。これと真逆が「欲の亡者」です。国民皆保険制度を健全に守るためにも、また国民全員が過剰な薬剤やサプリメントに依存しないための国民運動が必要な時期を迎えているとわたしは考えています。

●参考文献

〔41〕中村俊定ほか（編著）：去来抄（改訂増補版）．笠間書院．東京．一九九六

おわりに

わたしは約六十年前、千葉大学医学進学課程に入学し、縁あって十九歳で「漢方」を学び始めました。当初は絶滅の危機に瀕していたこの医学体系の継承に努め、次いで大学教育を通して次世代への継承に従事しました。そして長らく、「漢方と西洋医学の相互補完が良い」と相互を独立した別の体系と考えてきましたが、近年になって、本書で提案した、医療の中に気の思想や陰陽論を持ち込んだ「日本型医療システム」を東西の垣根を越えて医療全体のプラットホームにするという考えにたどり着いたのです。本書は縦割り医療の結果生じている様々な問題を解決する一つの具体的な提案です。

この様な提案は、いわゆるグローバル・スタンダードの範囲を超えたものでありますが、この提案が実現し、国民の健康寿命が延び、QOLが向上し、各種感染症のパンデミックが小規模で済み、悪性腫瘍や様々な疾病の罹病率が少なくなれば、日本国民はより幸せな人生を送ることができるとわたしは信じています。

つまり、グローバル・スタンダードと言われている医療よりは一段と優れた、世界に類のない医療システムができ上がるわけです。このような新たなシステムの評価には数十年を要するでしょうが、良い評価がなされたときに、世界の人々は「日本の医療システムはいったいどうなっているのだ」と関心をもつに違いありません。多様性が様々な分野で重要視されてきていますが、本書はまさに医療における多様性の具体的な提案です。

したがって、急いで「日本型医療」を国際的に発信する必要はありません。漢方薬を薬と認めない国に、漢方薬を輸出しようと言うような愚かな努力はしなくてよいのです。

幸いなことに、多くの日本の国民は「漢方薬」という天然の薬物に対して信頼を寄せてくれています。この信頼感は医療を提供する側よりも大きく、知識も深いのが日本の現状です。

したがって、医療を提供する側が意識改革をし、現在の医療界が抱える問題点を国民と共有すれば、「日本型医療システム」の構築はさほど困難なことではないとわたしは考えています。

最後に、本書の出版に当たっては、別記する多くの執筆協力者のお力添えと、医学書院・医学書籍編集部の藤島英之氏（先行出版の『症例から学ぶ和漢診療学』改訂版を担当して下さった）と、同じく同書の初版からご縁のある武田誠氏（ヒマラヤ遠征隊の隊友でもある）の絶大なご協力を得ました。記して感謝の意を表します。

令和六年　傘寿の日に識す

寺澤捷年

●執筆協力者一覧（五十音順）

植田圭吾：岡山大学・県南東部（玉野）総合診療医学講座・教授
太田陽子：医療法人社団誠馨会千葉中央メディカルセンター・和漢診療科
大野賢二：大丸薬局店長（横浜市）
小林　亨：星総合病院・脳外科部長・漢方外来主宰
斎田瑞恵：順天堂大学総合診療科学・准教授
鈴木慎吾：医療法人社団誠馨会千葉中央メディカルセンター・総合診療科・部長
鈴木雅雄：福島県立医科大学・会津医療センター・漢方内科・教授
隅越　誠：福島県郡山市・すみこしこどもクリニック・院長
田原英一：福島県立医科大学・会津医療センター・漢方内科・教授
地野充時：医療法人社団誠馨会千葉中央メディカルセンター・和漢診療科・部長
辻　正徳：静岡県立静岡がんセンター血液・幹細胞診療科／医療法人社団真養会田沢医院内科
野上達也：東海大学医学部専門診療学系・漢方医学・准教授
平崎能郎：千葉大学医学研究院・和漢診療学・准教授
來村昌紀：千葉市・らいむらクリニック・院長
若林俊輝：若林皮ふ科・院長

た行

な行

は行

ま・や・ら行

ら行

わ

方剤索引

あ行

か行

さ行

へ・ほ

ま行

や行

な・に

ね・の

は

ひ

ふ

そ

た

ち

つ

て

と

す

せ

く

け

こ

さ

し

き

う・え

お

か

事項索引

欧文

あ

い

寺澤捷年（てらさわ かつとし）

1944 年 11 月 21 日生
1963 年　都立両国高校卒業
1970 年　千葉大学医学部卒業後、千葉大学医学部第一内科医員
1975 年　同大学院修了（中枢神経解剖学専攻・医学博士）
1993 年　富山医科薬科大学医学部和漢診療学講座教授
1999 年　同大学医学部長、2002 年に副学長・附属病院長
2005 年　千葉大学大学院医学研究院和漢診療学教授
2010 年より　千葉中央メディカルセンター和漢診療科・顧問

資格　富山大学名誉教授、医師、医学博士、博士（文学）、日本神経学会専門医、日本東洋医学会専門医・指導医

叙勲　瑞宝中綬章　令和 5（2023）年秋・受章

受賞　北里研究所「大塚敬節賞」、陳立夫中医薬学術奨賞、日本東洋医学会学術奨励賞、和漢医薬学会学会賞、日本東洋医学会学術賞、日本医史学会・矢数道明医史学賞、武見記念・生存科学賞、全日本学士会・アカデミア賞、日本医師会最高優功賞、漢方医学振興財団功労賞など

著書　『症例から学ぶ和漢診療学　第 3 版』（医学書院）、『吉益東洞の研究』、『和漢診療学・あたらしい漢方』（ともに岩波書店）『漢方開眼』（医聖社）、『漢方腹診考―症候発言のメカニズム』、『漢方・気血水論の研究』（ともに、あかし出版）など

漢方を交えた医療論―和漢診療学からの提言

発　行　2024 年 11 月 21 日　第 1 版第 1 刷©
著　者　寺澤捷年
発行者　株式会社　医学書院
　　　　代表取締役　金原　俊
　　　　〒113-8719　東京都文京区本郷 1-28-23
　　　　電話　03-3817-5600(社内案内)
印刷・製本　三報社印刷

ISBN978-4-260-05741-7